Gotved   Beckenboden und Sexualität

Meinen Enkelkindern

Helle Gotved

Beckenboden und Sexualität

Wirkungsweise und Kräftigung
der Muskulatur

Übersetzt aus dem Dänischen
von Dr. Erika von Herbst

Anschrift der Übersetzerin:
Dr. phil. Erika von Herbst
Kielshøj 88
DK-3520 Farum

Umschlaggestaltung und Konzeption der Typographie:
B. und H. P. Willberg, Eppstein/Ts.

Umschlagzeichnung:
Friedrich Hartmann, Stuttgart

CIP-Titelaufnahme
der Deutschen Bibliothek

Gotved, Helle:
Beckenboden und Sexualität : Wirkungsweise u. Kräftigung d. Muskulatur / Helle Gotved. Übers. aus d. Dän. von Erika von Herbst. – 2. Aufl. – Stuttgart : TRIAS – Thieme Hippokrates Enke, 1989
  Einheitssacht.: Muskler og orgasme ⟨dt.⟩
  Frühere Aufl. im Hippokrates-Verl., Stuttgart

(Die vorangegangene Auflage erschien unter dem gleichen Titel mit der ISBN 3-7773-0623-1 im Hippokrates Verlag innerhalb der Reihe ›Hippokrates Ratgeber‹)

Titel der Originalausgabe:
Muskler og orgasme by Helle Gotved
© Munksgaard,
Copenhagen/Denmark

© 1983, 1989 Hippokrates Verlag GmbH, Rüdigerstraße 14,
D-7000 Stuttgart 30
Printed in Germany
Satz: Druckhaus Dörr, Inhaber Adam Götz, D-7140 Ludwigsburg (Linotype System 5 [202])
Druck: Gutmann, D-7100 Heilbronn

ISBN 3-89373-003-6   2 3 4 5 6

Wichtiger Hinweis: Medizin als Wissenschaft ist ständig im Fluß. Forschung und klinische Erfahrung erweitern unsere Kenntnisse, insbesondere was Behandlung und medikamentöse Therapie anbelangt. Soweit in diesem Werk eine Dosierung oder eine Applikation erwähnt wird, darf der Leser zwar darauf vertrauen, daß Autoren, Herausgeber und Verlag größte Mühe darauf verwandt haben, daß diese Angabe genau dem **Wissensstand bei Fertigstellung des Werkes** entspricht. Dennoch ist jeder Benutzer aufgefordert, die Beipackzettel der verwendeten Präparate zu prüfen, um in eigener Verantwortung festzustellen, ob die dort gegebene Empfehlung für Dosierungen oder die Beachtung von Kontraindikationen gegenüber der Angabe in diesem Buch abweicht. Das gilt besonders bei selten verwendeten oder neu auf den Markt gebrachten Präparaten und bei denjenigen, die vom Bundesgesundheitsamt (BGA) in ihrer Anwendbarkeit eingeschränkt worden sind. Benutzer außerhalb der Bundesrepublik Deutschland müssen sich nach den Vorschriften der für sie zuständigen Behörde richten.

Geschützte Warennamen (Warenzeichen) werden *nicht* besonders kenntlich gemacht. Aus dem Fehlen eines solchen Hinweises kann also nicht geschlossen werden, daß es sich um einen freien Warennamen handele. Das Werk, einschließlich aller seiner Teile, ist urheberrechtlich geschützt. Jede Verwertung außerhalb der engen Grenzen des Urheberrechtsgesetzes ist ohne Zustimmung des Verlages unzulässig und strafbar. Das gilt insbesondere für Vervielfältigungen, Übersetzungen, Mikroverfilmungen und die Einspeicherung und Verarbeitung in elektronischen Systemen.

Zu diesem Buch	VII
Gedanken eines Frauenarztes	X
Muskeln und Orgasmus	1
Muskeln	4
Orgasmus	6
Die Scheide	9
Der Scheidenmuskel	11
Eine Krankengeschichte	16
Kraftproben	17
Kontrolle des Scheidenmuskels	17
Übungen zur Rehabilitation	19
Im Stehen (z. B. wenn Sie ein Bad nehmen)	23
Im Sitzen	24
Im Liegen	27
Trainingsprogramm	29
Am Morgen	29
Während der Arbeitszeit	29
Auf dem Heimweg	30
Am Abend	30
Die ganzheitliche Bewegung	31
Dehnung	32
Beweglichkeit	37
Koordination	40

Entspannung	45
Entspannungsbewußtsein und Übungen	46
Verschweigen	50
Erziehung	51
Einseitigkeit	54
Natur	57
Kultur	59
Sachverzeichnis	61

Zu diesem Buch

Die Übersetzung dieses Buches in meine Muttersprache ist mir als wichtige und befriedigende Aufgabe erschienen. Von der Ausbildung her Psychologin und nun seit Jahren in der gynäkologischen Praxis meines Mannes tätig, bin ich auch gerne der Aufforderung des Hippokrates-Verlages, ein Vorwort zur deutschen Ausgabe zu schreiben, nachgekommen. Fühle ich mich *Helle Gotved* und diesem Buch doch in doppelter Hinsicht zu großem Dank verpflichtet! Zum ersten, weil ich meine eigene Beckenbodenmuskulatur, die nach zwei Geburten nicht zielbewußt rehabilitiert worden war, mit bestem Erfolg wiederherstellen konnte, und zum zweiten, weil mir dieses Buch eine unschätzbare Hilfe bei der Arbeit mit den Patientinnen meines Mannes ist, denen es entweder an Kraft, Verständnis oder Empfindung für ihre Beckenbodenmuskeln fehlt. Der Arzt kann Zustand und Funktionstüchtigkeit dieser Muskeln prüfen, durch Berührung ein eventuell mangelndes Bewußtsein dafür erwecken und eine erste praktische Anleitung zum Training geben, *üben* muß die Frau dann zu Hause selbst! Und dabei ist es von großem Vorteil, eine gediegene Anweisung in Händen zu haben. *Helle Gotved* geht es darum, unsere eigene Initiative herauszufordern. Wir können selbst etwas *tun*, um die Voraussetzungen für ein glückliches Geschlechtsleben zu schaffen, zu verbessern oder wiederzugewinnen. Niemand wird erwarten, daß sich seelische Konflikte mit Gymnastik lösen lassen, diese müssen im Gespräch der Partner untereinander, mit Hilfe von Fachleuten oder Büchern angegangen werden. Da jedoch eine enge Beziehung und Wechselwirkung zwischen Körper und Seele besteht, konnte ich oft feststellen, daß die Auseinandersetzung mit ihrer Körperlichkeit den Frauen größeres Selbstvertrauen verleiht, genau so, wie ihre körperliche Ertüchtigung ihr Selbstwertgefühl stärkt. Dies gibt manchen oft erst den Mut, sich auch eventuellen seelischen Problemen zu stellen. Wollen wir auch auf sexuellem Gebiet die gleichwertige Partnerschaft zwischen Mann und Frau verwirklichen, müssen wir uns von der Vorstellung der naturgegebenen weiblichen Passivität befreien und ein anderes Verhältnis zu unserer eigenen Leiblichkeit gewinnen.

Auch das weibliche Becken stellt ein Bewegungszentrum dar, und eine funktionstüchtige Beckenbodenmuskulatur wirkt wie eine *dritte Hand*, die ergreifen, festhalten, steuern, rhythmisch agieren und *fühlen* kann. Fällt es Ihnen schwer, Ihrer Beckenbodenmuskeln richtig habhaft zu werden, können Sie sich eine Hand vor Augen halten und mit dieser die gewünschte Bewegung ausführen. Auf diese Weise läßt sich das Bekannte und Gekonnte auf die neue Situation übertragen. Auch der Mann kann den *Griff* der Scheidenmuskeln wie einen Händedruck oder eine Umarmung empfinden.

Alexander Lowen spricht in seinem Buch »Liebe und Orgasmus« von der ›Wahrheit‹ und ›Weisheit des Körpers‹ und sagt auch: »Der Weg zu einem reicheren Leben geht gewiß über ein vollständigeres Erleben des Körpers und seiner Sexualität«. Das vorliegende Buch kann uns zu einem solchen *vollständigeren Erleben* verhelfen. Es bietet Hilfe zur Selbsthilfe an und fordert unseren beherzten Einsatz heraus. Lassen Sie sich von eventuellen Anfängerschwierigkeiten nicht entmutigen, – beziehen Sie getrost Ihren Partner mit ein, lesen Sie gemeinsam und lassen Sie Ihre Fortschritte ruhig nachprüfen. Der Erfolg wird Ihnen beiden zugute kommen.

Neueste Untersuchungen in den USA haben das Vorhandensein einer sexuell besonders reizempfindlichen Stelle im vaginalen Bereich sehr wahrscheinlich gemacht. Bereits im Jahre 1950 hat der Berliner Arzt *Ernst Gräfenberg*, der nach Amerika emigrierte, über die Entdeckung einer »erogenen Zone« an der Vorderwand der Vagina entlang der Harnröhre geschrieben. Leider kam diese Botschaft damals nicht richtig an und geriet wieder in Vergessenheit. *Elaine Morgan* stellte 1972 in ihrem Buch »The Descent of Woman« die Hypothese auf, daß die evolutionären Veränderungen an unserem Körperbau (die Verlagerung der weiblichen Geschlechtsorgane nach vorne) und der Übergang zum »Frontalsex« die ursprüngliche Angepaßtheit von männlichen und weiblichen Genitalien durcheinander gebracht haben. Der vaginale Orgasmus sei uns »abhanden gekommen«, weil unter den geänderten anatomischen Verhältnissen normalerweise nur mehr eine indirekte Stimulation dieses »aus dem Wege geratenen« vaginalen Empfindungszentrums möglich sei. Wer diese Botschaft vernahm und der angegebenen Richtung folgte, konnte finden, was er/sie suchte.

Die amerikanischen Sexologen *Ladas, Whipple* und *Perry* haben nun ein Buch über dieses alte »neue Lustzentrum« geschrieben und es zu Ehren von Ernst Gräfenberg »The G-Spot« benannt. Frauen, denen vaginale Empfindungen vertraut sind, werden diese *»Gräfenberg-Zone* oberhalb der vorderen Vaginalwand leicht ertasten können. Wenn diese Empfindungen jedoch nie geweckt und bewußt geworden sind, mag die Lokalisierung schwer fallen.

Vielleicht sollte die Sensibilität ebenso wie die Muskeln »trainiert« werden. Die obengenannten amerikanischen Sexologen konnten bei den 400 von ihnen untersuchten Frauen aber nicht nur diese *»Gräfenberg-Zone«* nachweisen, sondern auch besonders gute Beckenbodenmuskeln feststellen. Der Zusammenhang ist noch nicht geklärt.

Ich glaube nicht, daß wir darauf warten sollen, bis uns von wissenschaftlicher Seite alles erklärt wird. Steht es doch jedem frei, seinen Körper selbst zu erforschen und alle Möglichkeiten auszuschöpfen! Man muß sich im Leben und in der Liebe einzurichten wissen. Geben Sie nicht nur Ihren Gefühlen, sondern auch Ihrer Phantasie, Ihrer Neugier und Ihrer Tatkraft einen weiten Spielraum.

Dr. Erika von Herbst

Gedanken eines Frauenarztes

Zwischen Intaktheit, »gutem Funktionieren« des weiblichen Beckenbodens und lustvoll erlebtem bzw. vollzogenem Sex bestehen enge Zusammenhänge: keine eigentlich so neuen Erkenntnisse, aber bislang oft tabuisiert oder ignoriert. In diesem Buch werden sie für wohl alle Frauen verständlich dargelegt und Wege aufgezeigt, ein gestörtes Zusammenspiel der Beckenbodenmuskeln und des sexuellen Empfindens wieder »in Takt« zu bringen.

Durch das Kennenlernen und das darauf basierende Training der den Beckenboden tragenden Muskeln können Frauen in diesem Bereich verbesserte Sensibilität (wieder) erfahren, wenn diese Muskeln durch stark belastende Ereignisse wie erschwerte Geburten beeinträchtigt wurden oder im Lauf der Jahre sich Senkungsprobleme bei angeborener Gewebsschwäche verstärkten. Für viele Frauen ist es sicher ein erfolgreicher Weg zu besserem sexuellem Empfinden, wenn sie mit derartigen Übungen ihren eigenen Körper – oft erstmals – in seinen Reaktionen, aber auch Möglichkeiten der eigenen Aktivität und eigener Initiative kennenlernen. Das aber ist das wesentliche: Selbst zu handeln, eigene Fähigkeiten zu entwickeln, sexuelle Gefühle besser empfinden zu können. Aus der frauenärztlichen Praxis ist ja bekannt, daß auch da, wo operatives Handeln bei massiven Senkungen im Beckenbodenbereich notwendig ist, bleibende Erfolge nur zu erwarten sind, wenn das Gewebe danach konsequent trainiert wird.

Wege zu einer verbesserten Sensibilität im Bereich der weiblichen Genital-Organe werden in diesem Buch eingehend aufgezeigt. Dabei wird die Wechselwirkung zwischen den Möglichkeiten sexueller Reaktion und den Grenzen, die in unserer Kultur durch Erziehung, Tabus und auch wissenschaftliche Fehlinterpretationen gezogen waren, ebenfalls angesprochen.

Dr. med. Peter Greve

Muskeln und Orgasmus

Beschäftigt man sich mit dem einen Problem, so zieht es manchmal schon das nächste nach. Im Jahre 1979 schrieb ich über die Muskeln des Beckenbodens in bezug auf Inkontinenz (d. h. das Unvermögen, die Harnröhre in Streßsituationen dicht zu schließen, wie z. B. bei Husten, Niesen, Heben, Hüpfen, Laufen – kurz gesagt, in allen Situationen, wo der Druck in der Bauchhöhle plötzlich ansteigt). Eine Statistik über dieses weibliche Leiden zeigte, daß 50% aller Frauen zumindest zeitweilig an Inkontinenz leiden, sowie, daß die Prozentzahl mit dem Alter zunimmt. Diese Tatsache stellt also für viele demütigende Situationen im Alter in Aussicht. Ein weiterer Grund, über dieses Thema zu schreiben, war, daß dieses Leiden in vielen Fällen diskriminierend wirkt und daher verschwiegen wird.

Tatsächlich erfährt die Hälfte aller Frauen Inkontinenz am eigenen Leib. Wenn man gleichzeitig in Sexual-Reporten lesen kann, wie viele nicht imstande sind, beim Geschlechtsakt den Orgasmus zu erreichen, fällt es schwer, hier keinen Zusammenhang zu vermuten. Deshalb scheint weitere Aufklärung über die Funktion der Muskeln des Beckenbodens dringend nötig zu sein.

Die Muskulatur des Beckenbodens dient verschiedenen Zwecken. Diese Muskeln sollen die Eingeweide tragen helfen, aber sie haben auch eine Funktion beim Geschlechtsakt, und dies ist das Thema des vorliegenden Buches.

Das Problem ist, daß diese Muskeln vielen Frauen unbekannt sind, was nicht verwunderlich ist. Wir haben nämlich nichts über diese Muskeln gelernt – man kann sie nicht sehen –, der ganze Beckenboden ist tabu gewesen, ein Gebiet, das man in der Kindheit nicht berühren durfte. Die Muskeln des Beckenbodens werden normalerweise nicht zum Bewegungsapparat gerechnet, und deren Training fällt deshalb nicht in den Bereich des Sportlehrers. Diese Muskeln kommen erst bei Geburtsvorbereitungskursen ins Blickfeld – was etwas zu spät scheint. Es sollte auch Vorbereitungskurse für die eheliche Gemeinschaft geben – nicht nur sexuelle Aufklärung, sondern auch sexuelle Elementarschulung, damit die Frau physisch nicht unvorbereitet die eheliche Gemeinschaft beginnt, enttäuscht wird und möglicherweise gefühlskalt oder frigid genannt wird.

Wenn eine Frau keine Empfindung für die Muskulatur ihres Beckenbodens hat, nicht weiß, wie sie beschaffen ist, dann kennt sie nicht die Funktion dieser Muskeln und versteht nicht, sie zu gebrauchen. Sie wird dadurch um eine wichtige Möglichkeit gebracht, zum Orgasmus zu kommen.

Der Geschlechtsakt ist nicht ganz einfach. »Mit Deiner Seele verliebst du dich – mit deinem Körper vollziehst du die Gemeinschaft«, heißt es. Beim ersten Punkt gibt es kaum Probleme – beim zweiten können sehr wohl welche entstehen. Daher ist es sehr wichtig, daß die Frau mehr über sich selbst erfährt. Es gehören dazu Übung und, wenn das Liebesglück vollkommen sein soll, nicht zuletzt die Fähigkeit, *die Muskeln des Beckenbodens willentlich sowohl anspannen wie entspannen zu können*. Vieles hängt von der Beschaffenheit des Beckenbodens ab – ist er doch ein Teil des Mosaiks – Teil der Ganzheit, die den Menschen ausmacht.

Es gibt viele Faktoren, die diese Ganzheit körperlich wie auch seelisch stören können, das Orgasmusproblem stellt etwas Zentrales dar. Daher ist es ratsam, wenn es sich um Sexualneurosen oder schwere Sperrungen handelt, einen Fachmann auf diesem Gebiet aufzusuchen.

Dieses Buch ist für gesunde Menschen geschrieben, die – mit ihrem Leben im übrigen zufrieden – fühlen, daß ihr Wissen in bezug auf Sexualität unzureichend ist, daß sie nicht genügend darüber informiert sind, welche große Bedeutung die Muskelfunktion an sich für die Qualität des Geschlechtsaktes haben kann. Auch für diejenigen, die mit ihren eigenen Lösungen nicht zufrieden sind, und für jene, die, vielleicht aufgrund einer »schlaff« gewordenen Scheide, die Fähigkeit zum Orgasmus *verloren haben* und sie wiederzugewinnen hoffen. Dieses Buch wendet sich an diejenigen, die auf eigene Aktivität eingestellt sind – und schließlich jene, denen daran liegt, das Sexualverhalten der kommenden Generation, durch eine gründlichere Aufklärung wie auch durch eine bessere physische Erziehung mit Verständnis für die »verborgenen Muskeln«, natürlicher zu gestalten.

In diesem Buch handelt es sich in erster Linie um den eigenen Körper, und es ist für Frauen gedacht. Dabei soll aber kein Hehl daraus gemacht werden, daß eine Verbesserung der Beckenbodenmuskeln der Frau beim Geschlechtsakt auch dem Mann zugute kommt.

Der Keim zu den Schwierigkeiten beim Geschlechtsakt liegt vielleicht darin, daß »das Schwert sichtbar – die Scheide jedoch verborgen« ist.

Dem Mann schien es immer selbstverständlich zu sein, welche seiner sexuellen Aktivitäten seinen eigenen Orgasmus auslösen, nicht so der Frau. Die Ausrüstung des Mannes ist sichtbar – die Frau kennt die ihre nicht.

Die »Muskel-Manschette«, die die Frau straffen soll, hat sie nie gesehen und vielleicht nicht einmal davon gehört.

Wir müssen bis zur Erziehung in der Kindheit zurückgehen, wo eine deutliche Diskriminierung der Geschlechtsorgane des Mädchens im Vergleich zu denen des Knaben vor sich geht. Der viel erwähnte »kleine Unterschied« besteht in dem »sichtbaren Schwert« (Penis) und der verborgenen Scheide, aber die *unterschiedliche Behandlung* besteht darin, daß der Knabe seinen Penis berühren darf – dazu ist er beim Wasserlassen ganz einfach gezwungen. Er kennt seinen Penis, ist stolz auf ihn – und er ist auch interessant.

Das Mädchen hingegen – hat niemals das Organ gesehen, das dazu bestimmt ist, einen Penis zu umschließen, und sollte es seine Geschlechtsteile neugierig erforschen wollen, wird es in den meisten Fällen zu hören bekommen: Finger weg.

Die ganze Region scheint vorurteilsvoll mit einem Schamgefühl verbunden, und das Mädchen wird in seiner Geschlechtlichkeit im Stich gelassen. Möglicherweise findet es im geheimen seine Klitoris, aber niemand erklärt ihm, welche Bewandtnis es mit den wunderlichen Empfindungen hat, die es tiefer drinnen in der Scheide erleben kann, wenn es z. B. im Gymnastiksaal beim Tauklettern ist.

Deshalb: erst *Aufklärung* – dann *Körperbewußtheit*. *Unterweisung in Entspannung*, Übung und Bewegungslehre, sind ein Teil dessen, was zur Lösung sexueller Probleme getan werden kann.

Die *einzige*, die der Natur helfen kann, die nötigen Kräfte zu erzeugen, ist die Frau selbst. Dazu bedarf es einer sorgfältigen Anleitung zur Entfaltung der natürlichen Anlagen oder Wiedergewinnung verlorengegangener Kräfte, und ich hoffe, daß dieses Buch dazu beitragen kann.

Muskeln

Muskeln können gespannt und entspannt werden – beides kann willentlich getan werden, *und es ist notwendig, beides zu üben.*

Wenn Muskeln nicht ihrem Zweck gemäß gebraucht werden, verlieren sie an Kraft und Größe.

Schwache Muskeln können jedoch durch zweckmäßigen Gebrauch wieder erstarken. Ein Muskel verliert fast nie die naturgegebene Fähigkeit, durch Übung wiederhergestellt zu werden.

Wir haben Muskeln, die Gelenke bewegen – z. B. die Beuge- und Streckmuskeln des Armes.

Diese können wir sehen – sie berühren – und ihre Funktion ist leicht zu verstehen, weil wir mit Hilfe verschiedener Sinnesorgane feststellen können, daß der Arm gebeugt oder gestreckt wird. Deshalb ist es nicht schwierig, solche Muskeln zu trainieren, wenn sie aus dem einen oder anderen Grunde schwach geworden sind.

Wir haben auch Muskeln, die kein Gelenk bewegen und die wir auch nicht sehen können, diese zu trainieren ist nicht so leicht, weil uns in diesem Fall nur das Muskelgefühl helfen kann, und dieses Muskelgefühl ist vielleicht noch gar nicht »vorhanden«. Aus solchen Muskeln besteht der Beckenboden. Ihre Aufgabe ist, die verschiedenen Öffnungen zu schließen und die Eingeweide zu stützen.

Eine Schwächung der Muskulatur des Beckenbodens kann verschiedene Ursachen haben: zu große Belastung und zu geringer willentlicher Gebrauch – Schädigung bei einer Geburt – hormonale Veränderungen in den Wechseljahren, welche die Durchblutung herabsetzen und das Gewebe verringern. Außerdem haben wir es beim Beckenboden oft noch mit einem sogenannten »Tabu-Gebiet« zu tun. Das Wesentliche in bezug auf den Orgasmus ist die unzureichende Kenntnis der sexuellen Funktion der Beckenbodenmuskulatur – das fehlende *Bewußtsein* für diese Muskulatur. Eine Erhaltung ist vernachlässigt worden, weil die Möglichkeiten dieser Muskeln nicht hinlänglich nutzbar gemacht worden sind.

Zu Beginn mag es schwierig sein, die Muskeln, die trainiert werden sollen, zu »finden« und Impulse zu ihnen auszusenden – darauf werde ich noch zurückkommen. Außerdem ist es eine Erfahrungssache, daß ein zu hoher Druck im Unterleib (der intrapelvine Druck) die Empfindungsfähigkeit für die Muskulatur im Beckenboden behindern kann.

Haben Sie solche Koordinationsschwierigkeiten, können Sie in *Gotved*: »Harninkontinenz ist überwindbar« genauer darüber lesen, wie dieser innere Druck mit Hilfe von Venenpumpen-Übungen herabgesetzt werden kann, so daß es Ihnen danach leichter fällt, die »verborgenen Muskeln« zu steuern.

Selbst wo es sich um schwache Muskeln handelt, können diese trotzdem angespannt sein, und deshalb ist es wichtig, daß man lernt, die Entspannung wie die Spannung aufzufassen (über Entspannung siehe Seite 45).

Die Funktion von Muskeln besteht in wechselweiser An- und Entspannung, und dieser rhythmische Wechsel zwischen zwei Gegensätzen kommt in unserem Leben in verschiedenen Erscheinungsformen zum Ausdruck. Beide Teile sind von Bedeutung.

Dies kann auch einiges über den Orgasmus erklären.

≡ Orgasmus

Hier möchte ich gerne einiges über die Natur und das Nervensystem im allgemeinen erklären.

In der Natur finden sich Elemente, die sich gegenseitig auf- und abbauen. In allen diesen Verhältnissen handelt es sich um ein Zunehmen und ein Abnehmen – einen rhythmischen Wechsel zwischen Spannung und Entspannung. Dieser Wechsel kann schnell vor sich gehen, wie bei einer Welle, oder langsam, wie bei den Jahreszeiten. Der Mensch ist auch ein Teil der Natur – ein lebendiger Organismus, in dem jedes einzelne Organ denselben Naturgesetzen unterworfen ist wie der gesamte Organismus. Wir erleben ein rhythmisches Zunehmen und Abnehmen auf viele verschiedene Weisen – und mit verschiedener Geschwindigkeit im Ablauf. Unsere Atmung ist ein rascher Wechsel wie der der Welle – unsere Arbeitslust und unser Drang nach Ruhe folgen einem 24-Stunden-Rhythmus. Frauen haben ihren Menstruationsrhythmus. Auch der sexuelle Trieb entsteht rhythmisch als eine Aufladung, die ihre Entladung in Form des Orgasmus verlangt.

Der Mensch ist ein Echo der Natur – und es herrscht eine voraussagbare Ordnung im menschlichen Organismus. Auch in unserem Nervensystem findet sich diese Ordnung der Natur. Hier gibt es auch zwei Gegensätze, die einander im Gleichgewicht halten – etwas, das in Gang setzt und etwas, das hemmt. Auf unseren Bewegungsapparat haben wir willentlich Einfluß – wie Sie vorhin gelesen haben, können wir *beschließen,* Muskeln zu spannen, und wir können bewußt Impulse gegensätzlicher Art aussenden, die die Spannung aufheben.

Anders verhält es sich mit unseren inneren Organen – auf diese hat der Wille keinen Einfluß.

Die inneren Organe werden vom *vegetativen* Nervensystem gesteuert – und dieses ist selbstregulierend, was besagt, daß es ohne Mitwirken des Willens funktioniert. Genauso wie wir im bewußten Nervensystem zwei Gegensätze haben: spannen und entspannen – gibt es auch im autonomen System zwei gegensätzliche Richtungen: Die eine dämpft, die andere erregt. Zusammengenommen ist dies ein wichtiger Regulationsmechanismus, der unablässig den Organismus an die vorliegende Situation anpassen soll.

Der Mensch ist im Gleichgewicht, wenn es in einem längeren Zeitraum weder zu einem Übergewicht des Dämpfenden noch des Erregenden, sondern zu einem rhythmischen Wechsel von beidem kommt. Das Bedürfnis wirkt erregend – die Befriedigung beruhigend.

In allen unseren Handlungen suchen wir ein Gleichgewicht aufrechtzuerhalten, indem wir unsere Bedürfnisse stillen: Wir ruhen, wenn wir müde sind – essen, wenn wir hungrig sind. Ein Bedürfnis bringt uns dazu, nach dessen Befriedigung zu suchen – und finden wir dies nicht, so werden wir gereizt und unausgeglichen.

Ebenso verhält es sich mit dem sexuellen »Hunger« und dessen Befriedigung durch den Orgasmus. Bleibt der Orgasmus bei einem Geschlechtsverkehr aus, löst sich die Spannung nicht auf, was als unerträgliche Disharmonie erlebt werden kann, die auf längere Sicht hin schädlich sein kann.

Orgasmus kann auf verschiedene Weise ausgelöst werden: Einerseits durch alleinige Stimulation der Klitoris, wie in vielen Büchern beschrieben, und andererseits durch Stimulation der Scheide (Vagina). Man kann deshalb von Klitoris-Orgasmus und Vaginalorgasmus sprechen. Es muß nicht entweder/oder, es kann sowohl/als auch sein.

Die meisten Frauen kennen den klitorischen Orgasmus, wohingegen nicht alle den vaginalen erlebt haben. Frauen, die nur den klitorischen Orgasmus kennen, sind nicht anders beschaffen als Frauen, die auch den vaginalen Orgasmus erleben, – ihre sexuellen Funktionen sind aus verschiedenen Gründen bloß nicht so vielseitig entwickelt wie von der Natur vorgesehen. *Erlebt* wird der Orgasmus als Höhepunkt einer lustvollen Spannung, die in eine herrliche Entspannung umschlägt.

In anderen Büchern wird auch beschrieben, wie der erwünschte Orgasmus durch Selbstbefriedigung erreicht werden kann

– eine nützliche Anleitung für diejenigen, die ihr Nervensystem selbst ins Gleichgewicht bringen möchten. Es ist überhaupt ein Vorteil, mit seinem Körper vertraut zu sein.

Das Wort Onanie (Selbstbefriedigung) sollte durch ein besseres ersetzt werden, weil es für manche mit dem Vorurteil, daß die Handlung unerlaubt sei, belastet ist. Der Hauptzweck der Onanie besteht in einer vegetativen Justierung, in der Herstellung eines Gleichgewichtszustandes im vegetativen Nervensystem. Die Triebkraft dabei ist aufgestaute Spannung, und der Spannungszustand im Organismus *verlangt* nach einer Veränderung zum Gegensätzlichen. Und dies geschieht eben, wenn sich die Spannung am Höhepunkt, im Orgasmus, wie eine Woge »bricht«.

Die Spannung geht über in Entspannung, ein natürlicher Bedarf wird gedeckt. Auf welche Art der Orgasmus zustande kommt, ist meiner Ansicht nach moralisch gesehen gleichgültig. Es ist eine Tatsache, daß die Bedürfnisse bei den einen größer sein können als bei den anderen.

Der Natur stehen zur Erreichung ihrer Ziele immer verschiedene Wege offen. Orgasmus kann auf verschiedene Weise ausgelöst werden.

Zu beschreiben, wie die Frau während des Geschlechtsaktes mit Hilfe der Muskeln, die die Scheide umgeben, ihren Orgasmus wecken und fördern kann, ist Hauptzweck dieses Buches.

Nun wollen wir uns über die Lage der Scheide im Becken orientieren.

Die Scheide

Abb. 1 zeigt einen Längsschnitt der Unterleibsorgane.

Sie sehen, wie die Gebärmutter hinter der Harnblase liegt, die ihrerseits gleich hinter dem Schambein gelegen ist. Die Harnröhre ist ca. 4 cm lang, und Sie können sehen, daß die Scheide bedeutend länger ist (ca. 7–10 cm) und daß ihre Richtung schräg verläuft.

Charakteristisch für die Scheide ist, daß sie sich leicht ausdehnen läßt. Sie verfügt über keinen eigentlichen Schließmuskel wie die Harnröhre und der Mastdarm – es sind die Beckenbodenmuskeln rundherum, die sie einengen können, indem sie heben und zusammenziehen.

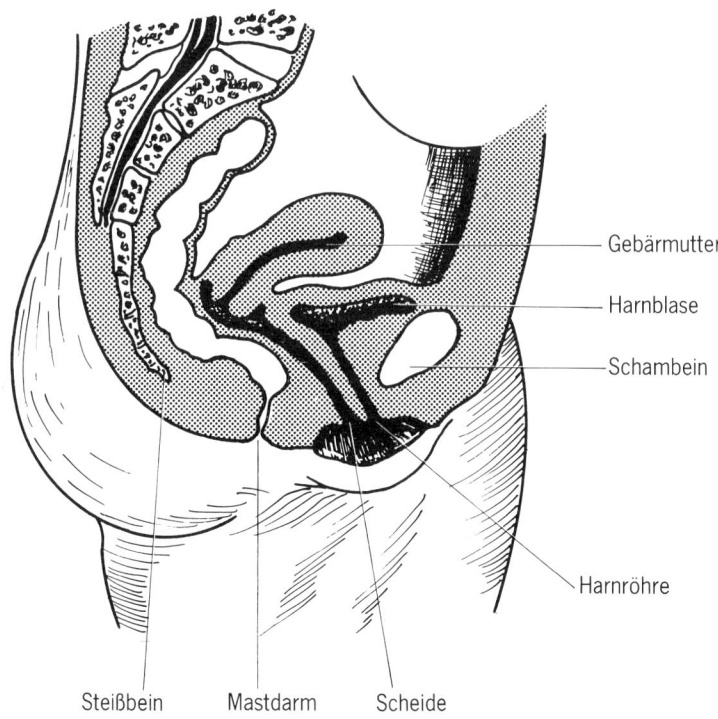

Abb. 1 Steißbein Mastdarm Scheide Gebärmutter Harnblase Schambein Harnröhre

Die Scheide besteht aus sogenannter »glatter« Muskulatur, d. h. Organ-Muskulatur, worauf wir keinen willentlichen Einfluß haben. In ihrem Inneren ist die Scheide mit einer dicken Schleimhaut bekleidet. Die vordere Wand der Scheide ist mit der hinteren Wand der Harnröhre eng verbunden, was bewirkt, daß sie bis zu einem gewissen Grad dasselbe Los erleiden. Wenn die Beckenbodenmuskulatur so schlaff ist und sie so schlecht funktioniert, daß die Gebärmutter vorfällt, kann die Harnblase mit heruntergezogen werden.

Die Blutgefäßversorgung ist reichlich. Um die Scheide herum liegt ein Geflecht von Pulsadern und Venen. (Die Pulsadern führen das Blut *vom* Herzen, das die treibende Kraft ist. Durch die Venen kehrt das Blut *zum* Herzen zurück, aber in diesem Fall wird es durch Muskelbewegungen vorwärtsgepumpt, was man »Venenpumpe« nennt.)

Der richtig funktionierende Geschlechtsakt kann wie eine Venenpumpe wirken, – und die Entlastung des Druckes in den Venen ist gerade eine der Erscheinungen, die beim Orgasmus stark erlebt wird, indem sich die Wärme im ganzen Körper verbreitet.

Die Scheide hat keine Drüsen aufzuweisen, sie wird durch eine Flüssigkeit, die durch die Scheidenwände tritt, angefeuchtet. Diese Feuchtigkeit nennt man Lubrikation. Nach dem Klimakterium (Wechseljahre) ist die Feuchtigkeitsmenge durch Östrogenmangel (weibliches Hormon) geringer, und manche Frauen empfinden dann die Scheide trocken und schmerzhaft. Die Einführung des männlichen Gliedes verlangt einen genügenden Feuchtigkeitsgrad der Scheide. Um diesen zu erreichen, kann man verschiedene Mittel anwenden: Man kann Hormonpillen einnehmen, Explorationscreme oder Mandelöl verwenden etc.

In der Scheide selbst finden sich fast keine Empfindungsnerven, jedoch in den umgebenden Muskeln, und diese wollen wir nun näher betrachten.

≡ Der Scheidenmuskel

Sie sehen hier das gleiche Bild *(Abb. 2)* wie eben zuvor, jedoch nun mit einem Teil der Beckenbodenmuskulatur eingezeichnet. Die Art, in der der Muskel aufgehängt ist, ähnelt ein bißchen der einer Hängematte.

Von der Innenseite des Schambeins (dessen lateinischer Namen Os pubis ist) erstreckt sich der eingezeichnete Muskel auf beiden Seiten der Harnröhre, der Scheide und des Mastdarms wie ein elastisches Band nach hinten zum Steißbein (Os coccygeus), wo er teils direkt am Steißbein, teils an einem Sehnenstrang befestigt ist, der vom Steißbein zur Hinterseite des Mastdarmes führt.

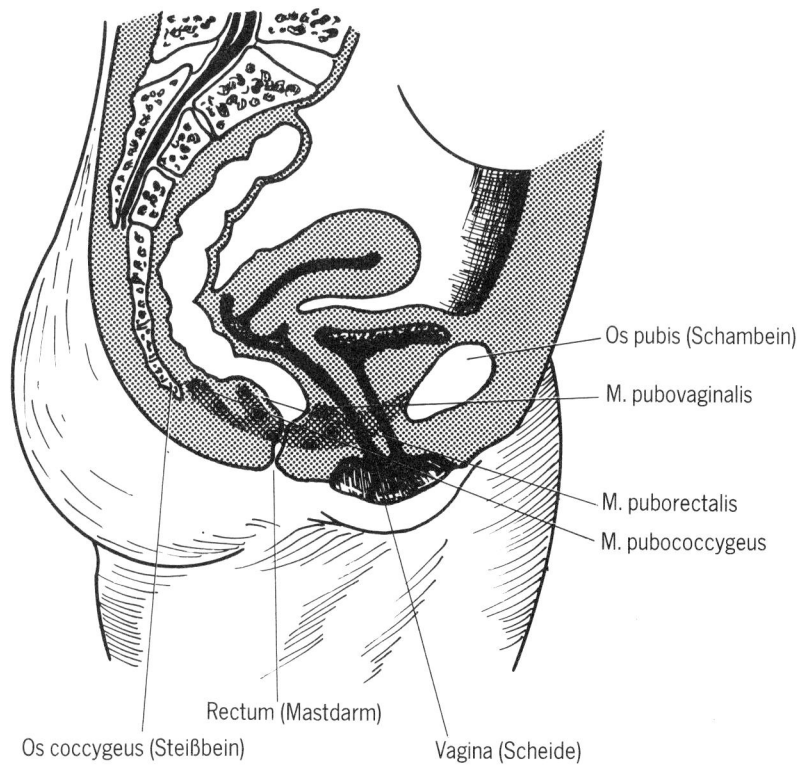

Abb. 2

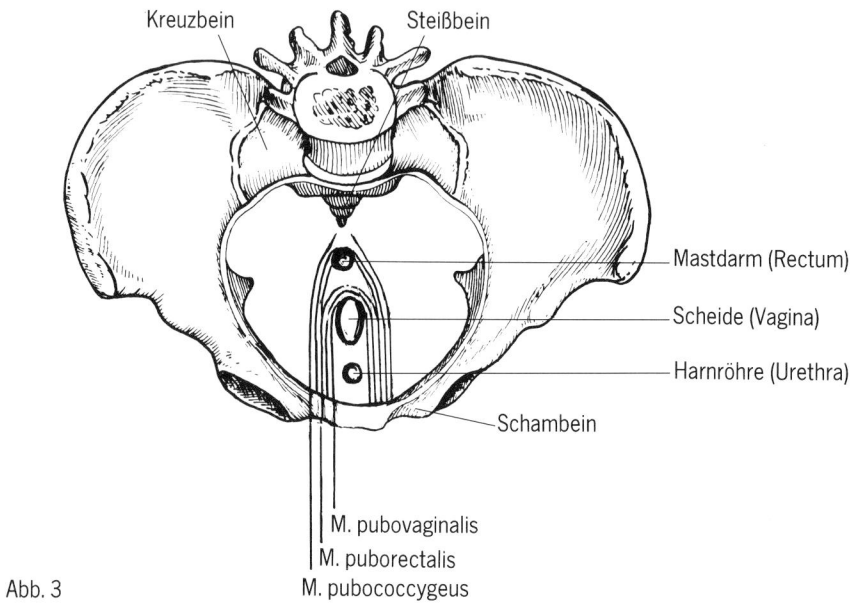

Abb. 3

Dieser Muskel heißt lateinisch: Musculus pubococcygeus. Das ist ein schwieriger Name, aber er ist logisch, denn die Muskeln werden nach den Knochen, an denen sie befestigt sind, benannt.

Abb. 3 zeigt den Pubococcygeus-Muskel von oben gesehen.

Er verläuft in drei Strängen, die alle an der Innenseite des Schambeines entspringen. Sie können auf der Zeichnung sehen – und mit *Abb. 2* vergleichen – daß der eine Teil, der äußerste Strang, vom Schambein zum Steißbein verläuft und deshalb seinem Namen wirklich entspricht. Da läuft der mittlere Muskelstrang wie eine U-förmige Schlinge um den Mastdarm (Rectum) herum und setzt sich auf der anderen Seite wieder zum Schambein fort. Zieht man diesen Strang zusammen, wird der Darm eingeschnürt, so daß der Stuhl nicht zur Mastdarmöffnung (Anus) gelangen kann. Dieser Teil des Muskels wird puborectalis genannt.

Es ist der dritte Strang dieses Muskels, der für unser Thema größtes Interesse beansprucht. Er entspringt wie die anderen Teile am Schambein, geht knapp an der Harnröhre und der Scheide entlang und ist im Gewebe zwischen Scheide und Mastdarm befestigt, wo das Zentrum des Beckenbodens ist. Da der Parallelstrang auf der gegenüberliegenden Seite von Scheide und Harnröhre zurück zum Schambein führt, bedeutet dies, daß hier eine Schlingenwirkung entsteht, indem der Muskel sowohl zusammenzieht als auch das Zentrum nach vorne zieht. Harnröhre und Scheide treten auf diese Weise durch eine Spalte in der Muskulatur heraus, mit der sie fest verbunden sind. Daraus erklärt sich, daß ein Training dieser Muskulatur, um sie fest und elastisch zu machen, Bedeutung für die Harnblasen- wie auch die Sexualfunktion hat, weil sie bei Zusammenziehung dieser Muskeln um die Harnröhre wie auch um die Scheide gestrafft wird. Der Name dieses Muskelstranges ist M. pubovaginalis (Vagina = Scheide). An einigen Stellen dieses Buches wird er Scheidenmuskel genannt werden.

Zugleich mit dem Abklemmen entsteht eine Sogwirkung, weil die gesamte Beckenbodenmuskulatur nach unten durchgebogen ist und beim Zusammenziehen angehoben wird; dadurch werden Scheide wie auch Harnröhre gestreckt und noch weiter angespannt. Wenn Sie die gesamte Beckenbodenmuskulatur sehen möchten, so finden Sie hervorragende Abbildungen in »The Ciba Collection of Medical Illustrations«. Einige davon sind in *Gotved:* »Harninkontinenz ist überwindbar« wiedergegeben; es ist daher nützlich, ergänzend dieses Buch zu lesen.

Es ist eine ausgezeichnete Idee, sich mit Anatomie zu beschäftigen und Abbildungen zu betrachten, um zu sehen, wie alles zusammenhängt, aber wie es *funktioniert,* können Sie nur durch Tasten begreifen. Sie sollen daher nicht davor zurückschrecken, das Innere Ihrer Scheide zu berühren, dies ist am naheliegendsten, wenn man direkte Kenntnisse erwerben will.

Lassen Sie ruhig den Mittelfinger in die Scheide hinaufgleiten und fühlen Sie selbst, einmal, wie geräumig und wie lang die Scheide ist, und zum anderen, wie Sie den Raum bewußt einengen können. Sie sollen den Finger auch dazu verwenden, den Muskel damit herauszufordern – *wünschen,* den Finger zu umklammern, und dann feststellen, ob der Muskel »antwortet«. Wenn Ihre Beckenbodenmuskulatur insgesamt stark ist, können Sie die anhebende Wirkung wie einen Sog spüren, und Sie können auch den Druck des Scheidenmuskels um den Finger herum deutlich fühlen – so daß nicht nur die Scheide eingeklemmt, sondern auch etwas nach vorn gezogen wird. Es ist die Schlingenwirkung des Scheidenmuskels, die Sie dabei erleben.

Dieser Scheidenmuskel hat große Bedeutung für die sexuellen Funktionen der Frau.

Er liegt unmittelbar um die Scheidenwände, und er wirkt nicht nur wie eine Manschette, die zusammengezogen werden kann, sondern er ist auch reichlich mit empfindsamen Nervenendigungen versorgt, die auf Zug wie auch auf Druck reagieren. Dies ermöglicht der Frau starke sexuelle Empfindungen, wenn die Scheide ausgeweitet und wenn ein fester Druck ausgeübt wird. Beim Geschlechtsakt verstärkt sich der Druck, wenn die Frau den Scheidenmuskel um das männliche Glied zusammenzieht. Diese Aktivität kann gelernt und geübt werden.

Bereits im Jahre 1930 schrieb *van de Velde* in seinem Buch »Die ollkommene Ehe«, daß Übungen der Scheidenmuskeln ganz vernachlässigt worden seien, und daß das Geschlechtsleben gebessert werden konnte, wenn es ihm gelang, die Frauen zu lehren, ihre Beckenbodenmuskeln zusammenzuziehen.

Später, im Jahre 1951 schrieb der amerikanische Gynäkologe *Arnold Kegel* in einem Artikel über die sexuelle Funktion, daß jede Frau mit sexuellen Klagen auf eine Fehlfunktion ihres Pubococcygeus-Muskels untersucht werden sollte. Bei einem hohen Prozentsatz der Fälle zeigte sich, daß »fehlende vaginale Empfindungen« und sogenannte Frigidität (Gefühlskälte) auf eine Fehlentwicklung der Funktion dieses Muskels zurückgeführt werden konnte, und daß, aufgrund seiner Untersuchungen, ein enger Zusammenhang zwischen der Stärke des Muskels und den sexuellen Empfindungen bestand.

Es war ein Zufall, daß *Kegel* auf diese Spur kam. Weil er gern vermeiden wollte, Patientinnen mit Inkontinenz (unfreiwilliger Harnabgang) zu operieren, versuchte er statt dessen, deren Beckenboden-

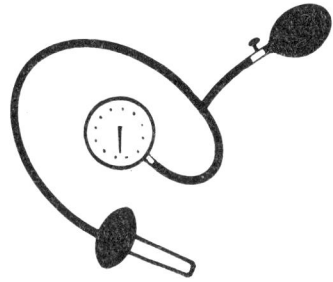

Abb. 4

muskulatur zu trainieren. Zu diesem Zweck entwickelte *Kegel* einen Apparat, der aus einem Gummizylinder besteht, der mit einem Manometer *(Abb. 4)* verbunden ist. Der Gummizylinder wird in der Scheide angebracht, wonach die Frau angewiesen wird, ihre Beckenbodenmuskeln so kräftig wie möglich zusammenzuziehen, ohne gleichzeitig den Bauch einzuziehen. Wenn die Beckenbodenmuskulatur um den Gummizylinder zusammengekniffen wird, schlägt der Zeiger auf dem Manometer (Meßgerät) aus.

Dieser Apparat wurde *Kegel*-Perineometer genannt, und er kann mit eindeutigen Zahlen zeigen, was ein Scheidenmuskel zu leisten vermag (gemessen in mm Hg).

Kegels Untersuchung umfaßte 500 Patientinnen, von denen die meisten geheilt wurden.

Im Zusammenhang mit dieser Arbeit, also beim Training der Patientinnen, entdeckte *Kegel* zufällig – aufgrund der Aussagen der Patientinnen – als direktes Ergebnis des Trainings des Pubococcygeus-Muskels (der um die Harnröhre wie auch um die Scheide straff wird), daß die Empfindlichkeit in der Scheide »erwachte« und verstärkt wurde, so daß die Frauen außer der Heilung von ihrer Inkontinenz zu ihrer großen Überraschung auch ein besseres Geschlechtsleben erzielten.

Nach und nach konnte er feststellen: Bei gut entwickelten Beckenbodenmuskeln gibt es nur wenige sexuelle Probleme, sind diese

Muskeln jedoch schwach und dünn, findet sich für gewöhnlich sexuelle Gleichgültigkeit oder Unzufriedenheit.

Eine Krankengeschichte

Als ein charakteristisches Beispiel veröffentlichte *Kegel* die Krankengeschichte einer 42jährigen Frau, die 21 Jahre verheiratet war und nie geboren hatte. Der Grund zur Konsultation war Inkontinenz, die sieben Jahre gedauert hatte.

Die Untersuchung zeigte, daß die Scheide im mittleren Drittel sehr geräumig und der Scheidenmuskel atrophiert (geschwunden) war. Die Patientin sagte, sie habe nicht gewußt, daß man diesen Muskel willentlich zusammenziehen könne. Mit Hilfe von Perineometer-Übungen gelang es im Laufe von sechs Wochen, den Druck von 0 auf 12 mm Hg zu heben.

Die Inkontinenz war geheilt, und bei der letzten Konsultation, drei Monate nach dem ersten Besuch, äußerte die Patientin, sie und ihr Mann wünschten, schon vor 20 Jahren gewußt zu haben, daß man diese Muskeln üben kann. Eingehender befragt, antwortete sie, ihr Geschlechtsverkehr sei niemals zufriedenstellend gewesen. Entweder empfand die Frau nur sehr wenig, oder ihr waren die Empfindungen in der Scheide direkt unangenehm. Daher hatte sich bisher das sexuelle Zusammensein auf einige Male im Jahr beschränkt. Nach dem Training des Scheidenmuskels aber hatten sie nun mehrere Male in der Woche Geschlechtsverkehr, und die Frau hatte zum ersten Mal in ihrem Leben einen Orgasmus erlebt. Die abschließende Untersuchung zeigte, daß der Scheidenmuskel breiter und dicker geworden war, und die Stärke der Muskelkontraktion konnte mit 24 mm Hg abgelesen werden.

Zwei Jahre später waren die sexuellen Verhältnisse dieses Paares immer noch zufriedenstellend.

Das heißt, man kann bei effektivem Training eine berechtigte Hoffnung auf Besserung haben.

Kraftproben

Kontrolle des Scheidenmuskels

Sie können gut selbst die Stärke des Scheidenmuskels kontrollieren, das läßt sich auf verschiedene Weise machen.

- Sie können, wie auf *Seite 13* erwähnt, den Mittelfinger in die Scheide einführen und dann versuchen, um diesen herum zu straffen. Auf diese Weise können Sie mit dem Muskel wie auch mit dem Finger wahrnehmen.
- Indem es derselbe Muskel ist, der um die Harnröhre wie auch um die Scheide kneift, können Sie von der Harnröhre ausgehen und die »Harnstrahlunterbrechungsmethode« anwenden. Nützen Sie eine Gelegenheit, wo die Harnblase gut gefüllt ist, z. B. früh morgens, wo man einen kräftigen Harnstrahl zustande bringen kann. Fühlen Sie zuerst, *wo* Sie entspannen, ehe Sie den Harn zu lassen beginnen, dadurch können Sie die Muskulatur lokalisieren und bewußt erkennen, wann sie schlaff und auch wann sie angespannt ist. Wenn der Strahl dann kräftig fließt – »zwicken« Sie ihn ab – und machen Sie *vollständig* dicht.
  Wenn Ihnen dies gelingt, ist es ein gutes Zeichen. Aber versuchen Sie dies nur ab und zu, es soll keine Übung sein.
- Eine dritte Möglichkeit, bei der Sie spüren, wie kräftig Sie um die Scheide straffen können, ist folgende: Legen Sie einen Tampon ein, und kneifen Sie fest zusammen, während Sie versuchen, ihn herauszuziehen. Also: gleichzeitig zurückhalten und anziehen. Dabei bekommen Sie eine recht deutliche Antwort auf die Frage, wieviel Kraft im Scheidenmuskel steckt.
- Schließlich gibt es die »Naturmethode«. Am einfachsten ist die Kneifwirkung beim Geschlechtsakt zu spüren, weil da der Penis in der Scheide ist.
  Sie werden es vielleicht als unschicklich empfinden, diese Situation für einen Muskeltest auszunützen, aber es ist doch eben hier, wo seine Kraft *zur Entfaltung kommen* soll, und so ist es wohl angemessen, sie gerade dort auch zu prüfen.

Bei der nächsten gynäkologischen Untersuchung können Sie die Gelegenheit benützen und fragen, ob ihre Beckenbodenmuskulatur zufriedenstellend ist. Der Frauenarzt kann durch Einführung eines Fingers in die Scheide untersuchen, ob Sie imstande sind, genügend fest zu kneifen.

Noch besser wäre es, wenn die Muskelkraft mit einem *Kegel*-Perineometer gemessen werden könnte, weil Sie dann bei der nächsten Untersuchung ganz genau erfahren könnten, um wieviel der Muskel durch das Training stärker geworden ist.

Einer der ersten Gynäkologen in Dänemark, der sich für den Zustand der Muskulatur des Beckenbodens interessiert hat, war *Torben von Herbst,* der Messungen an über 1000 Frauen durchgeführt hat. Es wäre wünschenswert, daß alle Gynäkologen sich für Messungen einsetzten, weil diese ein guter Ansporn beim Training sind.

Wenn das Perineometer allmählich eine größere Verbreitung findet, wird es auch für den Einzelnen möglich sein, einen solchen Apparat zu kaufen oder zu leihen, um ihn in der Trainingssituation anzuwenden. Man kann dann selber am Manometer ablesen, wie gut man imstande ist, den Scheidenmuskel zu spannen, und wird dadurch angespornt, noch mehr zu leisten.

Übungen zur Rehabilitation

Sie haben nun den Scheidenmuskel »gefunden«. Sie haben ihn berührt, seine Stärke untersucht, auf verschiedene Weise Erfahrungen mit ihm gemacht und dabei eine gewisse Muskelbewußtheit erworben (man könnte vielleicht auch sagen, der Muskel ist »geweckt« worden). Nun sollten die Bedingungen erfüllt sein, unter denen Sie mit diesem Muskel arbeiten können.

Eine Voraussetzung für jedes Training ist, daß vom Gehirn ein Befehl an den Muskel, der zusammengezogen werden soll, hinausgeht. Der Impuls muß auch »ankommen« können. Das nennt man Koordination.

Hier sollte vielleicht zuerst erwähnt werden, daß es unmittelbar nach einer Geburt schwierig sein kann, die Beckenbodenmuskulatur ordentlich zu trainieren, indem die Koordination von Muskeln, die gerade einer gewaltigen Ausdehnung ausgesetzt waren, beeinträchtigt sein kann. Wenn dann überdies eine Naht nach einem operativen Eingriff am Scheideneingang vorhanden ist, tut das Zusammenziehen der Muskeln weh, was die Wöchnerin vielleicht davon abhält, die Übungen durchzuführen.

Man muß wohl damit rechnen, daß es nach dem Wochenbett eine Weile dauert, bis die Muskulatur wiederhergestellt ist – insbesondere, wenn die Geburt mit einem operativen Eingriff verbunden war. Sie müssen auch darauf gefaßt sein, daß die Wiederaufnahme des Geschlechtslebens anfänglich enttäuschend sein kann. Vielleicht haben Sie selbst noch gar keine Lust dazu – sind zu müde – empfinden vielleicht gar nichts – usw. Möglicherweise ist es bloß eine Frage der Zeit; wenn sich die Nervosität über die große neue Verantwortung, die Sie bekommen haben, gelegt hat, das Kind erst einmal die Nacht durchschläft und Sie selbst sich erholt haben, sollten die Voraussetzungen wieder gut sein.

Schenken Sie der psychologischen Erklärung, das Fehlen der sexuellen Lust nach einer Geburt bedeute, daß die Frau ihre Gefühle vom Mann auf das Kind übertragen habe, keinen Glauben. Dieser

Mangel kann meist darauf zurückzuführen sein, daß der Tonus (die normale Muskelspannung) nach einer Geburt herabgesetzt ist.

Häufig kann man folgenden Ausspruch hören: »Ich fühle nicht mehr dasselbe wie vor der Geburt«, wofür es aber glücklicherweise eine rein physische Erklärung gibt; die normale Kraft und Elastizität des Scheidenmuskels kann auf ganz natürliche Weise durch Übung wieder erarbeitet werden.

Bei ca. 75% aller Erstgebärenden wird ein operativer Einschnitt am Damm vorgenommen, und es *kann* passieren, daß die nachfolgende Vernähung nicht gut gelungen ist. Wenn es Ihnen also nicht möglich ist, die Muskeln des Beckenbodens zu Ihrer Zufriedenheit wiederherzustellen, sollten Sie sich mit Ihrem Arzt beraten und die Narbe eventuell korrigieren lassen.

Es muß wiederholt werden, daß Muskeln, die nicht ihrem Zweck gemäß gebraucht werden, erschlaffen und schwinden. Sie können jedoch wieder erstarken und an Fülle gewinnen, wenn man sie trainiert. Es ist eine beruhigende Tatsache, daß Muskeln niemals ihre Fähigkeit zur Ertüchtigung verlieren – ungeachtet des Alters, und es liegt etwas Faszinierendes in dem Gedanken, daß man immer imstande sein wird, Kräfte zu entfalten, wenn man es wünscht.

Kraft ist im Grunde ein eigentümlicher Begriff: Je mehr Kräfte man braucht, desto mehr bekommt man. Gebraucht man sie jedoch nicht, verliert man sie.

Kräfte können Sie auf keine andere Art erwerben, als sie selbst zu entwickeln.

Eine Operation kann Ihnen keine Muskelkraft geben. Sie kann die Gegebenheiten ändern, aber *Sie selbst sind die einzige, die der Natur helfen und mehr Kräfte erzeugen können.*

Um dies wirkungsvoll tun zu können, müssen Sie das Prinzip des Kräftetrainings respektieren. Es besteht darin, daß eine Muskelzusammenziehung von größtmöglicher Stärke sein muß, wenn eine

Übungswirkung erzielt werden soll. Dies heißt, man soll mehr Kräfte anwenden, als man zu haben glaubt – und soll dies längere Zeit durchhalten, als man zu können meint. Nach der Anstrengung soll der Muskel doppelt so lange ruhen, als er gearbeitet hat. Sie sollen also 10 sec. Pause machen, wenn Sie 5 sec. lang aus allen Kräften zusammengekniffen haben.

Sie brauchen die Kneifübungen nicht so *häufig* zu wiederholen, es ist jedoch außerordentlich wichtig, daß Sie sie *gründlich* durchführen, sowohl was die Spannung als auch die Entspannung betrifft.

Im Vorwort habe ich von meiner Hoffnung auf eine zufriedenstellende körperliche Erziehung der nächsten Generation gesprochen, so daß diese außer vielseitiger Stärke auch einen Begriff von ihren »verborgenen Muskeln« erwerben kann.

Im Rahmen des Erwachsenenunterrichtes, wo es darum geht, Fehlfunktionen zu korrigieren, kann man gezielt Übungen machen, die direkt auf die Beckenbodenmuskeln gerichtet sind. Anders ist es bei der Schulgymnastik, wo wir es mit Kindern zu tun haben; hier soll die Muskulatur des Beckenbodens auf gleicher Linie mit der übrigen berücksichtigt werden.

Die Leibeserziehung in der Schule hat unter anderem den Zweck, die Mädchen für ihr künftiges Leben zu rüsten, und das heißt, sie soll auch vorbeugend sein.

Was den Beckenboden betrifft, so würde ich nicht mit speziellen Kneifübungen beginnen, sondern die Kinder Geräteturnen und Tauklettern betreiben lassen.

Es ist meine Vermutung (die sich auf Erfahrung gründet), daß in dem Augenblick, wenn das Kind mit den Armen hängt und sich anstrengen muß, um das Tau mit den Beinen zu fangen und zu umschlingen, der *ganze* Unterleib auf eine kräftige greifende Bewegung eingestellt ist. Die Muskeln des Beckenbodens werden zusammen mit den Muskeln an der Innenseite der Schenkel an diesem Griff beteiligt sein.

Eine gute Methode ist es, zuerst ein paar Erlebnisse zu vermitteln, die nachher erklärt werden.

Kinder interessieren sich für Anatomie, sie wollen gern wissen, wie es in ihrem Inneren aussieht. Ich würde diese Gelegenheit nutzen und ihnen anhand einiger anatomischer Tafeln etwas über die Funktionen des Körpers erzählen.

Die Beine greifen und umklammern. Die Muskeln im Boden des Körpers, die sie nicht sehen können, sind auf dasselbe eingestellt. Ich würde auch erwähnen, daß es speziell die Muskeln im Beckenboden sind, die sie erleben, wenn sie angenehme Empfindungen im Körper wahrnehmen. Das ist eine ausgezeichnete Gelegenheit, um mit der Anatomie fortzufahren und den Mädchen zu erklären, warum es wichtig ist, einen starken Beckenboden zu haben. Zu *diesem* Zeitpunkt kann man mit Kneifübungen beginnen. Der Körper bewahrt Erinnerungen auf. Die Mädchen sind auf die richtige Spur geführt. Die Sportlehrerin hat ihre Schuldigkeit in bezug auf eine vernachlässigte Muskelgruppe getan.

Die Muskulatur des Beckenbodens ist zum einen außerordentlich kompliziert, weil sich Muskeln nach allen Richtungen hin ziehen – kreuz und quer, wie auch schräg, nebst den Ringmuskeln und Schlingen, aber andererseits ist die Funktion einfach, weil alle Muskeln gleichzeitig wirken. Es ist eine »Gesamtstraffung«, die gleichzeitig hebt, zum Mittelpunkt sammelt und zusammenschnürt. Deshalb gibt es in Wirklichkeit nur eine einzige Übung, um den Beckenboden zu trainieren, die sogenannte *Kneifübung*. Variationen entstehen durch die verschiedenen Körperhaltungen, während man übt. Kneifübungen können Sie entweder im Stehen, Sitzen oder Liegen durchführen.

Einen Muskel zu spannen ist am leichtesten, wenn er dabei berührt wird. Das war es, was Sie bei dem eingeführten Finger erlebt haben. Aber Sie können auch auf den gesamten Beckenboden einen Druck von außen ausüben, und Sie können dabei den Widerstand kräftiger machen, was noch mehr aktiviert.

☰ Im Stehen (z. B. wenn Sie ein Bad nehmen)

Stehen Sie mit einem kleinen Abstand zwischen den Füßen. Die Breite der Handflächen paßt gerade, um damit den Boden des Beckens zu bedecken. Beginnen Sie mit der rechten Hand von vorne, so daß die Handwurzel fest gegen das Schambein drückt – sodann mit der linken Hand von hinten, so daß sich die Finger der linken Hand über diejenigen der rechten Hand legen (umgekehrt, wenn Sie Linkshänder sind).

Nun sollen Sie einen gleichmäßigen Druck auf den gesamten Beckenboden ausüben – verwenden Sie die Stärke der Arme und heben Sie *kräftig* hoch, indem Sie gleichzeitig den rechten Mittelfinger in die Scheide hinaufgleiten lassen. Spannen Sie nun den Beckenboden mit aller Gewalt, und halten Sie die Spannung, so lange Sie überhaupt dazu imstande sind, atmen Sie gleichmäßig, während Sie sich die ganze Zeit darauf konzentrieren, das den Mittelpunkt sammelnde Heben zu spüren. Entspannen Sie nun den Beckenboden total.

Sie können zwar im Duschraum auf keinen Sekundenzeiger schauen, aber *denken* Sie sich einen – und zählen Sie mit. Am ersten Tag können Sie möglicherweise nur 5 sec. schaffen, aber versuchen Sie im Laufe der Zeit auf 10 zu kommen.

Ich würde diese Übung zur Kontrolle meines Trainings anwenden, weil man gerade in dieser Situation die Spannung des Muskels am allerdeutlichsten wahrnehmen kann. Hier werden Sie fühlen können, ob Sie tüchtiger geworden sind, weil Sie eine »Antwort« vom Finger wie auch vom Muskel selbst bekommen – Sie erleben eine doppelte Wahrnehmung.

Je vertrauter Sie mit der Empfindung des Zusammenschnürens und des nachfolgenden Entspannens werden, um so leichter werden Sie sich diese auch zu anderen Zeitpunkten ins Gedächtnis rufen können.

≡ Im Sitzen

Sie können es ja gleich jetzt, während Sie sitzen und lesen, versuchen.

Am leichtesten läßt sich die Scheide lokalisieren, wenn das Gewicht des Körpers gerade über ihrer Öffnung liegt, also beugen Sie sich ein wenig vor, bis Sie sich günstig plaziert fühlen. Und *nun* kneifen Sie aus Leibeskräften. Möglicherweise können Sie dies nicht tun, ohne gleichzeitig die Gesäßmuskeln zu spannen, aber das macht nichts, solange Sie diese nicht mit den Beckenbodenmuskeln verwechseln.

Um sicherer zu werden, was nun was ist, müssen Sie eine gute Gleichgewichtshaltung einnehmen, so daß der Oberkörper gerade über den Sitzbeinen ruht (Sie sollten am besten auf einem harten Stuhl sitzen); nun können Sie die Gesäßmuskeln rhythmisch spannen und entspannen:

Sie werden bemerken, daß Sie abwechselnd höher und flacher im Gesäß werden. Damit kann man leicht zurechtkommen, und es ist eine ausgezeichnete Art die Gesäßmuskeln zu lokalisieren und gleichzeitig die Durchblutung anzuregen.

Lehnen Sie sich wieder eine Spur vornüber, so daß Sie das Gewicht des Oberkörpers genau über dem Scheideneingang haben. Nun sollen Sie auch die Muskeln des Beckenbodens in dem rhythmischen Wechsel straffen, aber dann soll es *bedeutend langsamer* (und besinnlicher) vor sich gehen: Sie sollen die Spannung wie auch die Entspannung sorgfältig registrieren.

Spannen und entspannen und spannen und entspannen

Prüfen Sie nach, ob Sie imstande sind, lediglich die Muskeln des Beckenbodens zu spannen und zu entspannen – *ohne* auch die

Gesäßmuskeln miteinzubeziehen – so daß es Ihnen vollständig klar wird, *wo* sich diese befinden.

Je mehr Muskelbewußtheit Sie gewinnen, desto besser.

Der *rasche* rhythmische Wechsel zwischen Spannung und Entspannung ist leicht, wenn es sich um Muskeln handelt, die wir gut kennen, wohingegen es schwierig sein kann, diesen mit dem Scheidenmuskel, der uns teilweise unbekannt ist, durchzuführen. Versuchen Sie es trotzdem. Sie müssen die Phantasie zu Hilfe nehmen und sich vorstellen, daß Sie die rechte und linke Seite der Scheide zusammenklappen (wie das Klatschen zweier Handflächen), eine ganz kurze, leichte und schnelle Spannung, die Sie sofort wieder aufgeben. Diese Empfindung wird Ihnen bekannt sein, denn es sind gerade diese kurzen rhythmischen Zusammenziehungen des Scheidenmuskels, die beim Orgasmus auftreten. Sie kommen von selbst – ohne bewußtes Zutun.

Wenn Sie versuchen sollen, dies nun willentlich zu tun, so deshalb, weil die Vorstellung von dem leichten Klatschen es erleichtert, den Muskel sich in seiner ganzen Länge bewegen zu lassen.

Vielleicht ist es für Sie leichter, den Muskel in Bewegung zu setzen, wenn Sie sich die Scheide in Ihrer Phantasie zusammengeklappt, bzw. offen vorstellen.

Spannen Sie – entspannen Sie – spannen Sie – entspannen Sie

Wenn Sie in aller Ruhe bloß spannen und entspannen »spielen«, dann ist die Wirkung instandhaltend und durchblutungsfördernd. Das können Sie machen, so oft Sie wollen, aber wenn Sie sich besinnen und willentlich einen maximalen Kraftaufwand leisten, indem Sie die Muskeln des Beckenbodens spannen, so ist das *Kräftetraining* – eine Verbesserung. Das müssen Sie nur wenige Male machen, z.B. 5mal:

Spannen Sie den Muskel aus allen Kräften und halten Sie 5 sec. aus, dann entspannen Sie 10 sec. lang und wiederholen das ganze 5mal.

Wollen Sie ein Kräftetraining sitzend ausführen, so läßt sich ein besonders wirkungsvolles Training der Beckenbodenmuskeln auf einem Fahrradsattel erzielen, weil dieser einen Gegendruck ausübt, der dem Gewicht des ganzen Oberkörpers entspricht – und einen Druck mit perfekter Anpassung vermittelt.

Sehen Sie zu, daß Sie jedesmal, wenn Sie mit dem Fahrrad unterwegs sind, ein paar gründliche Kneifübungen machen.

Fahren Sie mit Freilauf, lassen Sie die Füße auf den Pedalen ruhen und entspannen Sie die Beine – die Gesäßmuskeln wie auch die Muskeln, die auf der Innenseite der Schenkel liegen. Der Gegendruck des Sattels wird Sie erkennen lassen, *wo* Sie spannen sollen, und dann »beißen« Sie um den Sattel aus allen Kräften zusammen und so lange es überhaupt geht. Die Ruhepause soll doppelt so lang wie die Kraftanstrengung sein. Aufgrund des Satteldruckes können Sie wahrnehmen,

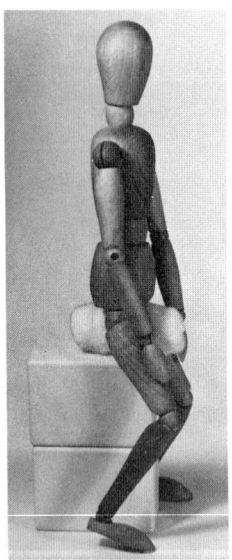

Abb. 5

daß die Muskelspannung hebend wie auch zusammenraffend wirkt, und Sie können dabei ein wirklich effektives Training erzielen, weil Sie in dieser Situation einer maximalen Kraftanstrengung fähig sind.

Da nicht alle Gelegenheit haben, auf einem Fahrradsattel zu trainieren, kann man stattdessen eine Bank oder einen Stuhl mit harter Sitzfläche verwenden. Nachdem man ein fest zusammengerolltes Kissen auf der Unterlage angebracht hat, setzt man sich rittlings darauf und »beißt zusammen« *(Abb. 5)*.

Im Liegen

Probieren Sie auch in liegender Stellung aus, wie kräftig Sie den Beckenboden spannen können. Vergessen Sie nicht, doppelt so lange zu entspannen, wie sie gespannt haben.

Beginnen Sie mit ausgestreckten Beinen. Kreuzen Sie die Knöchel, so daß die Außenseiten der Füße einander stützen *(Abb. 6)*, was die Gesäßmuskeln zu spannen hilft. Vielen fällt es leichter, den Beckenboden zu straffen, wenn das Gesäß mit einbezogen ist. Sie dürfen, wie schon gesagt, die Muskeln nur nicht verwechseln.

Sie sollen sich darauf konzentrieren, gleichzeitig zusammenzukneifen – einen Sog nach oben zu erzeugen – und abzuschnüren.

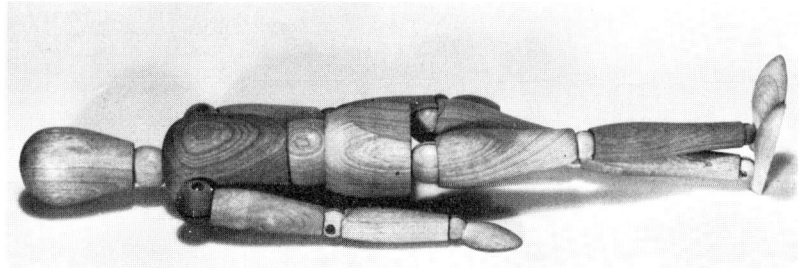

Abb. 6

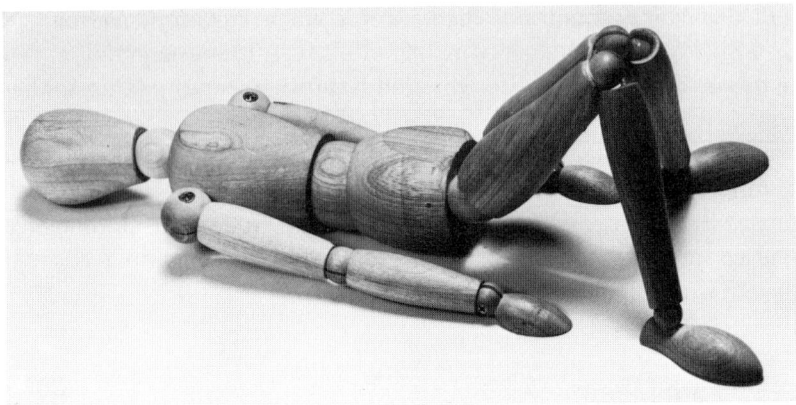

Abb. 7

Eine andere Ausgangstellung ist mit geschlossenen, gebeugten Knien und mit etwas Abstand zwischen den Füßen. Nun legen Sie die Knie aneinander und stemmen die Füße auf den Boden, so daß das Becken kippt und die Lenden den Boden berühren *(Abb. 7)*. Sie dürfen auf keinen Fall den Bauch einziehen oder den Atem anhalten. Nun kommt die schon bekannte Übung mit dem Beckenboden: Sie kneifen zusammen, saugen nach oben und schnüren ab.

Nun sollen Sie es mit gespreizten Knien versuchen. Entspannen Sie sich und lassen Sie die gebeugten Knie so weit wie möglich nach außen fallen. In dieser Stellung können Sie nämlich die Gesäßmuskeln nicht anspannen, und daher kann es auch zu keiner Verwechslung kommen. Können Sie nun die Muskeln des Beckenbodens finden und sie anspannen? Wenn es Ihnen schwerfällt, bedecken Sie den Boden mit einer Hand, denn es ist leichter, einen Muskel anzuspannen, der berührt wird.

Sie müssen sich darauf konzentrieren, die Entspannung wie auch die Spannung aufmerksam zu erleben, und die letztgenannte Stellung ist besonders gut geeignet für diejenigen, denen die Entspannung Schwierigkeiten bereitet (s. S. 45 ff).

Trainingsprogramm

Da die meisten sich am liebsten an ein genau vorgegebenes Trainingsprogramm halten wollen, wird hier eines vorgeschlagen. Üben Sie 4mal am Tage. Es wird Sie jedesmal 2 Minuten beanspruchen. Wählen Sie einige dafür passende Zeitpunkte, und machen Sie es sich zur täglichen Gewohnheit. Es ist gleichgültig, in welcher Stellung Sie die Kneifübungen zu den verschiedenen Zeitpunkten ausführen, aber hier sind vier verschiedene Vorschläge.

Am Morgen

Sie können üben, ehe Sie aufstehen. Bleiben Sie liegen, beugen Sie die Knie und stützen Sie zur Kontrolle den Beckenboden mit einer Handfläche.

Konzentrieren Sie sich auf die »zusammenraffende« Empfindung im Beckenboden, wo auf einmal zusammengekniffen – hochgesaugt – und zugeschnürt wird. Atmen Sie ruhig und gleichmäßig.

Trachten Sie danach, ca. 5 sec. lang eine maximale Spannung aufrecht zu erhalten, entspannen Sie dann, und ruhen Sie 10 sec. lang. Führen Sie diese Übung insgesamt 5mal durch. Sie können sich ausrechnen, daß 5mal 15 sec. ungefähr eine Minute gibt. Das ist zu bewältigen.

Während der Arbeitszeit

Auf einem harten Stuhl sitzend neigen Sie sich etwas vor, so daß sich das Gewicht des Oberkörpers genau über der Scheidenöffnung befindet.

Und nun genauso wie oben: 5 maximale Anspannungen zu je 5 sec., mit 10 sec. Pause zwischen jeder Kraftanstrengung.

Auf dem Heimweg

Z. B. auf dem Fahrrad – oder in irgendeinem Verkehrsmittel. Niemand kann es Ihnen ansehen, wenn Sie üben. Denken Sie konzentriert an die Wirkung der Muskeln und stellen Sie sich vor, daß Sie irgend etwas aus allen Kräften in sich emporsaugen.

Wie bei den anderen Malen: 5 maximale Kraftanstrengungen, mit je 10 sec. Pause dazwischen.

Am Abend

Im Bad stehend – ein Mittelfinger in der Scheide angebracht (keine zu langen Fingernägel wegen Verletzungsgefahr der Schleimhäute): 5 Kneifübungen von maximaler Stärke zu je 5 sec., jeweils gefolgt von einer doppelt so langen Pause. Provozieren Sie den Scheidenmuskel, indem Sie fest dagegendrücken. *Spreizen Sie eventuell Zeige- und Mittelfinger und versuchen Sie, die Finger mit dem Scheidenmuskel zusammenzupressen.*

Über das Trainingsprogramm hinaus möchte ich vorschlagen, einmal im Monat die »Harnstrahlunterbrechungsmethode« anzuwenden (s. S. 17), um zu kontrollieren, ob Sie die Dinge jetzt besser im Griff haben. Sinn des Trainings ist es, den Pubococcygeus-Muskel (Scheidenmuskel) stark, elastisch und für seine Funktion beim Geschlechtsakt geeignet zu machen. Darüber hinaus behandeln oder verhindern Sie auch eine leichte Gebärmuttersenkung, die Inkontinenz zur Folge haben kann. Selbst wenn die Muskulatur im Laufe von ein paar Monaten zur vollen Zufriedenheit wiederhergestellt ist, sollten Sie dennoch zur Sicherheit weiterhin ein paar Kneifübungen pro Tag machen.

Erzielen Sie mit diesem Trainingsprogramm kein zufriedenstellendes Resultat, können Sie Ihre Anstrengungen verdoppeln, indem Sie größere Anforderungen an sich selbst stellen.

Die ganzheitliche Bewegung

Bei einer lokalen Rehabilitation des Beckenbodens allein, z. B. zur Heilung einer Inkontinenz oder eines drohenden Gebärmuttervorfalles, ist es nicht nötig, das Training mit Bewegung im allgemeinen zu kombinieren, sondern es ist ausschließlich eine Frage von Spannung und Entspannung der Beckenbodenmuskeln.

Aber hier, wo der Zweck der Übung ist, bessere Voraussetzungen für den Geschlechtsakt (oder Voraussetzungen für *besseren* Geschlechtsakt) zu schaffen, muß, wo es sich um Störungen in der Bewegungsfunktion handelt, die ganzheitliche Bewegung miteinbezogen werden.

Die Natur hat es so weise eingerichtet, daß die Fortpflanzungsorgane im Bewegungszentrum des Körpers liegen, wo wir die größten Gelenke und die stärksten Muskeln haben. Diese großen Gelenke und großen Muskeln entsprechen einander genauso wie die kleinen Gelenke und kleinen Muskeln eines Fingers, und deshalb kann eine Bewegung der Körpermitte relativ genauso leicht wie das Beugen und Strecken eines Fingers sein.

Die Bewegungsmöglichkeiten der Körpermitte sind vielfach, weil die Hüftgelenke Kugelgelenke sind. Dies ermöglicht Bewegungen in allen Ebenen, und zusammen mit dem Vermögen der Wirbelsäule ergibt sich ein weiterer Bewegungsreichtum, indem das Becken insgesamt verlagert werden kann.

Die extreme Bewegung der Mittelpartie sieht man z. B. beim Bauchtanz (dessen Ursprung den Leserinnen vielleicht bekannt ist).

Die *physische* Voraussetzung für die ganzheitliche Bewegung ist ein intakter Bewegungsapparat, und die *psychische,* daß keine Blockierungen vorliegen.

Meiner Erfahrung nach gibt es für Entspannungs- und Bewegungspädagogen genug zu tun, um die physischen Voraussetzungen zuwege zu bringen. Unterricht in Entspannung – Dehnung – Koordination – Rehabilitation – sind Mittel, um ein gutes körperliches Instrument wiederherzustellen.

Hier will ich mich mit Dehnung und Koordination des Gebietes um die Körpermitte herum begnügen, und das heißt, daß wir uns nun mit dem Hüftgelenk und der Lendenwirbelsäule beschäftigen wollen.

Wie schon erwähnt, ist das Hüftgelenk ein Kugelgelenk, und daher *sollte* die Bewegungsmöglichkeit groß sein. Wenn die Hüftgelenke jedoch von angespannter oder verkürzter Muskulatur umgeben sind, müssen zunächst Entspannungs- bzw. Dehnungsübungen (Rekeln, Ausstrecken) gemacht werden.

Im Grunde sind Dehnungen naturgegeben, das Strecken am Morgen ist ein Teil des angeborenen, spontanen Bewegungsinventars des Menschen. Wann wir eigentlich diese Unmittelbarkeit verlieren, weiß ich nicht, aber Tatsache ist, daß sie bei den meisten dahinvegetiert (vielleicht endgültig umgekommen unter dem Regime des Weckers)!

Der natürliche Mensch, der seine innere Ruhe und gesunde Ursprünglichkeit bewahrt hat, streckt sich morgens und abends behaglich und folgt dabei unbewußt dem Gebot der Orthopäden und Gymnastiktheoretiker, das da lautet: »Es ist eine goldene Regel, daß alle Gelenke täglich bis an ihre äußerste Grenze bewegt werden sollen.«

Aber dennoch kann es gerade bei den *Hüftgelenken* damit hapern, deshalb hier einige Vorschläge für eine tägliche Überholung dieser Gelenke.

Dehnung

Die Hüftgelenke bilden das Zentrum des Bewegungsapparates, und nun wollen wir systematisch die Muskulatur um das Hüftgelenk herum dehnen und damit die Beweglichkeit nach allen Richtungen verbessern.

Da die Gewohnheitshaltung die nach vorn gebeugte ist, werden wir zunächst die entgegengesetzte Richtung einschlagen und das Gelenk ganz ausstrecken.

Stellen Sie den rechten Fuß auf einen Stuhl. Der Abstand soll so sein, daß das linke Bein schräg nach hinten gestreckt ist, wenn das rechte Knie gebeugt wird. Das Gewicht wird auf beide Beine gleichmäßig verteilt. Beugen Sie das rechte Knie so weit wie möglich, während das linke unbedingt ganz gestreckt sein soll *(Abb. 8)*. Schwingen Sie in dieser Stellung sanft hin und her, und spüren Sie, wie Sie an der

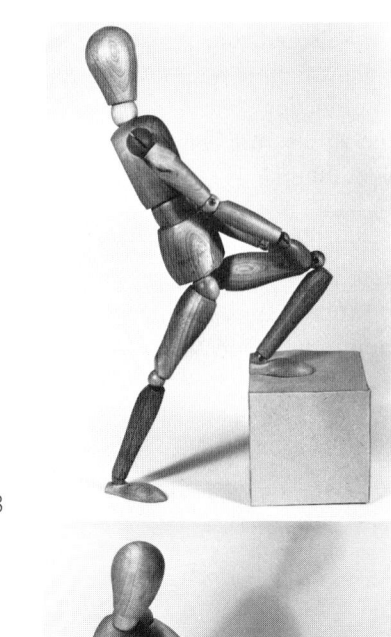

Abb. 8

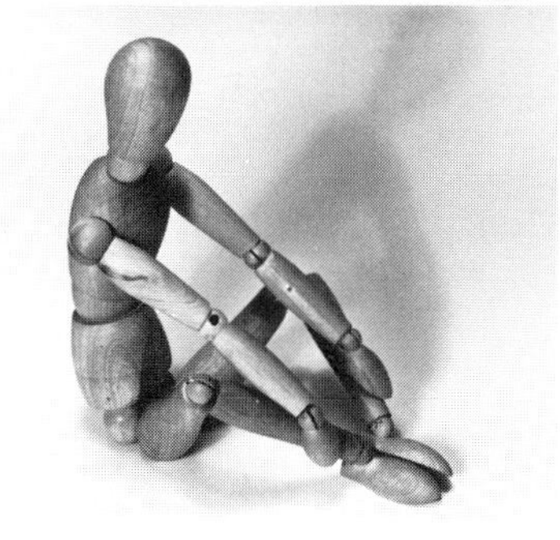

Abb. 9

Vorderseite des linken Hüftgelenkes eine gute Dehnung erzielen, denn dort ruht das ganze Gewicht des Oberkörpers.

Die Dehnung kann noch wirksamer werden, wenn Sie sich ein wenig zurücklehnen. Wechseln Sie nun die Seite und üben Sie hier ebenso lange. Nun nehmen wir uns die Muskeln an der Innenseite der Schenkel vor. Setzen Sie sich, mit gebeugten Knien und den Füßen so eng wie möglich am Körper, auf den Fußboden *(Abb. 9)*. Legen Sie die Fußsohlen aneinander und lassen Sie die Knie seitlich nach außen fallen.

Strecken Sie die Arme aus und umgreifen Sie die Knöchel, damit Sie bequemer sitzen. Wenn die Knie so weit wie möglich nach außen gedreht sind, versuchen Sie diese vorsichtig noch weiter nach unten zu schaukeln. Dabei werden Sie spüren, wie die Hüftgelenke nach außen gedreht werden. Falls die Muskeln sehr straff sind, können Sie die Ellbogen gegen die Innenseiten der Knie stemmen und einen leichten Druck ausüben. Sie werden selber merken, wie weit Sie gehen können, ohne die Hüftgelenke zu behelligen.

Auf die Drehung nach außen folgt die Drehung nach innen; dabei sollen sich die Knie nach innen bewegen. Bleiben Sie sitzen, aber lehnen Sie sich etwas zurück, und stützen Sie sich auf die Hände. Die gebeugten Knie sollen etwas voneinander entfernt sein *(Abb. 10)*.

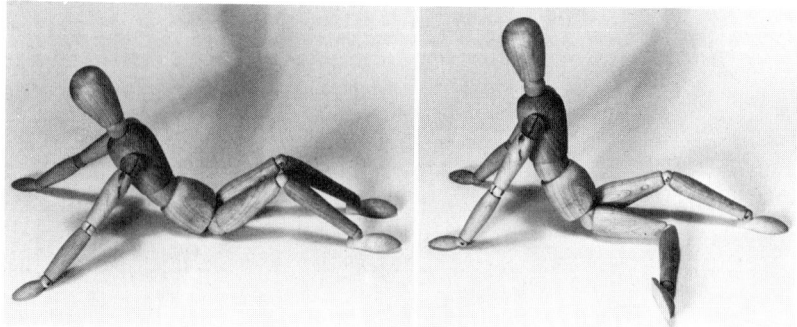

Abb. 10a   Abb. 10b

Bewegen Sie langsam das rechte Knie nach innen und zum Fußboden, und spüren Sie dabei die Dehnung um das Hüftgelenk. Lassen Sie das linke Knie wo es ist, d. h. es zeigt gerade nach oben. Bleiben Sie so lange in dieser Stellung sitzen, bis Sie sich an das Straffen gewöhnt haben – und wechseln Sie dann die Seite.

Ich möchte Ihnen noch eine Übung beschreiben: Sie dehnt die Muskeln an der Vorderseite der Hüftgelenke, während sie gleichzeitig den Gesäßmuskeln, die das Hüftgelenk strecken, Stärke verleiht.

Legen Sie sich auf den Bauch, die Arme der Länge nach neben den Körper. Sie müssen unbedingt dafür sorgen, daß die beiden vorderen »Eckpunkte« des Beckens die ganze Zeit den Fußboden berühren. Heben Sie den rechten Fuß in die Höhe, indem Sie das Knie beugen. Überzeugen Sie sich, daß die rechte »Ecke« des Beckens den Fußboden berührt, wenn Sie mit der Anstrengung beginnen: Heben Sie auch den Schenkel – anfangs nur ein bißchen *(Abb. 11)*.

Nun kommt das linke Bein an die Reihe – und wenn Sie auch damit das Ziel erreicht haben – Stärke im Gesäß wie auch Dehnung vor den Hüften erzielt haben, dann heben Sie beide Beine gleichzeitig hoch *(Abb. 12)*.

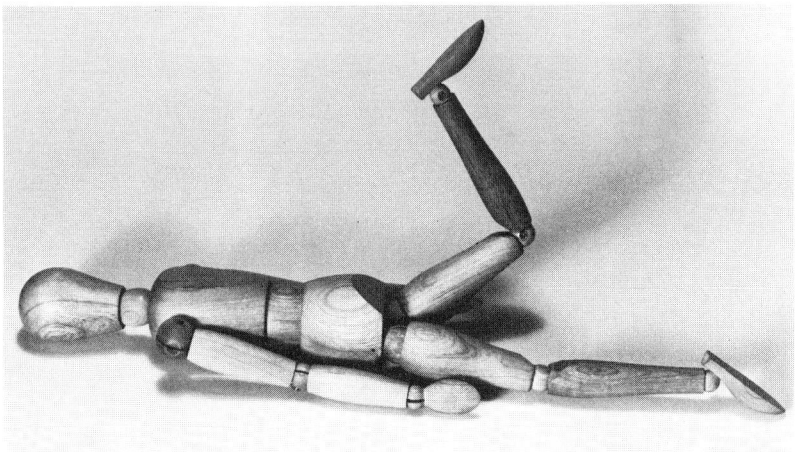

Abb. 11

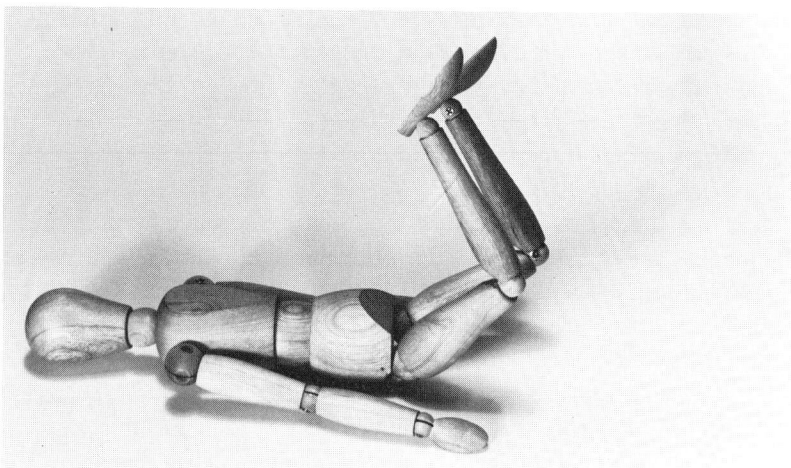

Abb. 12

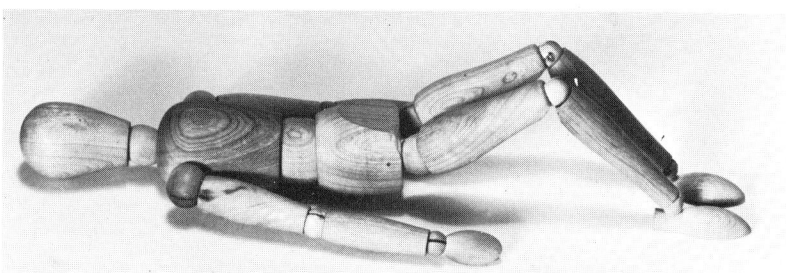

Abb. 13

Dasselbe Motiv, die Hüftgelenksstrecker (die Gesäßmuskeln) zu stärken und die Hüftgelenksbeuger zu verlängern, hat auch die nächste Übung.

Legen Sie sich auf den Rücken, beugen Sie die Knie und stellen Sie die Füße etwas auseinander. Die Fußsohlen stehen dabei fest auf dem Boden *(Abb. 13)*. Nun müssen Sie sich entweder vorstellen: »In die Höhe mit der ganzen Mittelpartie!« oder: »Fest nieder auf den Fußboden mit den Füßen und die Hüften strecken!« Vielleicht ist es am leichtesten für Sie, wenn Sie zuerst die Füße ein klein wenig heben – sich zur Handlung entschließen – und die Füße dann fest auf den Boden pressen, während Sie die Hüftpartie heben *(Abb. 14)*.

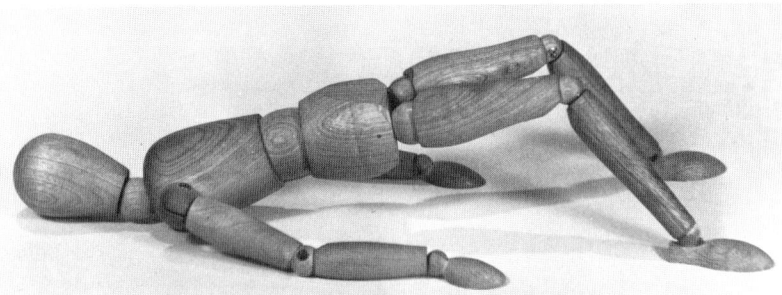

Abb. 14

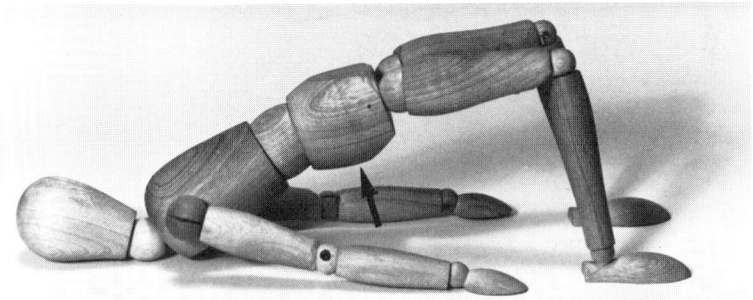

Abb. 15

Verweilen Sie noch ein bißchen in dieser Stellung und versuchen Sie, die Hüftgelenke an sich noch mehr zu heben. Denken Sie bloß: »Noch weiter weg vom Fußboden mit dem Gesäß!« und beachten Sie, wie die Gesäßmuskeln zu arbeiten beginnen. Mit ein wenig Übung wird es sich leicht machen lassen *(Abb. 15)*.

Beweglichkeit

Wir haben uns mit den Hüftgelenken beschäftigt, müssen uns aber auch für den unteren Teil der Wirbelsäule interessieren. Manchmal kommen Patientinnen mit Klagen über Schmerzen beim Geschlechtsakt zum Frauenarzt. In einigen Fällen entdeckt dann der Frauenarzt, daß die Schmerzen von der Wirbelsäule herrühren und die Patientin einen Orthopäden aufsuchen muß. Der Beckenknochen ist die

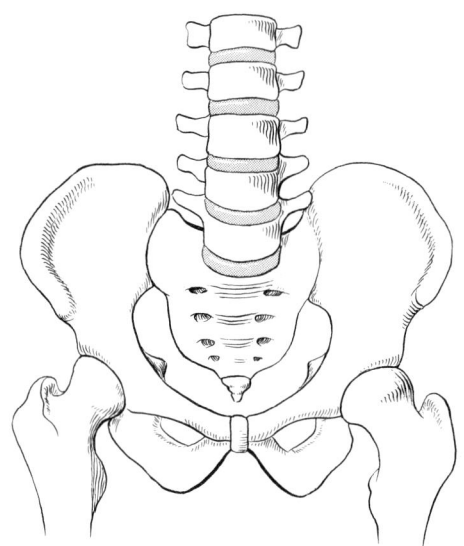

Abb. 16

feste Verbindung zwischen Bein und Oberkörper – er befindet sich gewissermaßen zwischen zwei Kugeln und einer Schlange! Der Gelenkkopf des Schenkelknochens hat eine Gelenkpfanne an der Seite des Beckens, und die Wirbelsäule hebt sich balancierend von der Rückseite des Beckenknochens empor *(Abb. 16)*.

An Beckenbewegungen sind deshalb das Hüftgelenk wie auch die Lendenwirbelsäule beteiligt. Beide Teile müssen natürlich gut funktionieren, wenn eine freie Beweglichkeit des Beckens erreicht werden soll. Es gilt gleichermaßen für Lende wie für Hüftgelenk, daß einem die Lust am Geschlechtsakt vergeht, wenn jede Bewegung schmerzhaft ist. Ja, der Geschlechtsakt kann sogar unmöglich sein.

Nun prüfen wir die Beweglichkeit der Lende. Wir beginnen mit der klassischen Übung, die »Hund und Katze« genannt wird. Sie stehen auf allen vieren (vielleicht mit einem Kissen unter den Knien) – in dieser Stellung befindet sich der Rücken am besten. Sie beginnen mit einer Krümmung des Rückens nach unten und machen einen »Katzenbuckel« *(Abb. 17)*. Stecken Sie den Kopf zwischen die Arme nach unten und heben Sie den Rücken hoch hinauf – in Richtung Zimmerdecke.

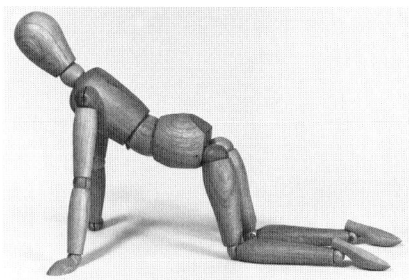 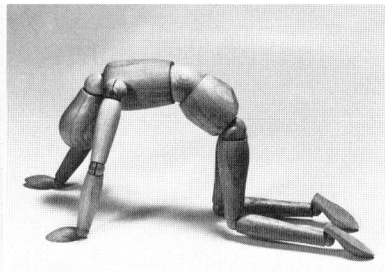

Abb. 17a   Abb. 17b

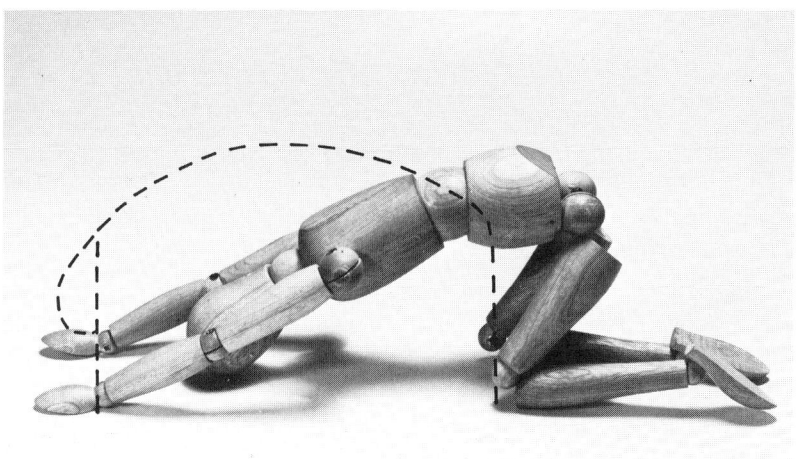

Abb. 18

In dieser Stellung verlagern Sie das Gewicht stufenweise nach hinten, so daß sich das Gesäß den Fersen nähert. Dabei krümmt sich die Wirbelsäule hauptsächlich im Lendenteil *(Abb. 18)*.

Nun wollen wir auch die seitliche Bewegung hinzunehmen. Sie wiederholen »Hund und Katze«, und in jeder der verschiedenen Stellungen versuchen Sie, wie weit Sie das Gesäß nach der rechten und linken Seite schwingen können. Sie sollen sich vorstellen, daß Sie »mit dem Schwanz wedeln«.

Es gibt aber noch weitere Möglichkeiten, denn die Beweglichkeit der Lende soll erhalten bleiben; sie läßt sich mit der einer Schlange vergleichen.

Sich zu bewegen, ist leicht genug, solange keine Gegenspannungen vorhanden sind, die ein Hindernis bilden. Wenn man intensiv an eine anscheinend schwierige Bewegung denkt und sich sehr bemüht, können jedoch leicht Affektspannungen entstehen.

Deshalb ist es grundsätzlich wichtig, entspannen zu *können,* so daß man diese überflüssige Spannung während einer Bewegung aufheben kann.

Koordination

Indessen kann man sich einige Bewegungen *spielend* aneignen, und damit sind wir beim Bauchtanz angelangt. Setzen Sie Ihre Phantasie in Schwung!

Sie stehen wieder auf allen vieren. Und nun stellen Sie sich vor, direkt hinter Ihnen sei ein Zifferblatt von der Größe eines Tellers angebracht *(Abb. 19).* Wenn Sie den Rücken abwechselnd durchbiegen und krümmen, »zeichnen« Sie einen Strich von der vollen zur halben Stunde.

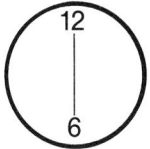
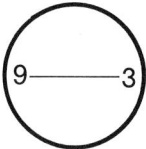

Wenn Sie das Gesäß von Seite zu Seite schwingen, zeichnen Sie eine Linie von 3/4 bis 1/4 nach ...

Die nächste Aufgabe ist, dem Zifferblatt zu folgen und auf diese Weise einen Kreis zu beschreiben – zuerst im Uhrzeigersinn, dann entgegengesetzt.

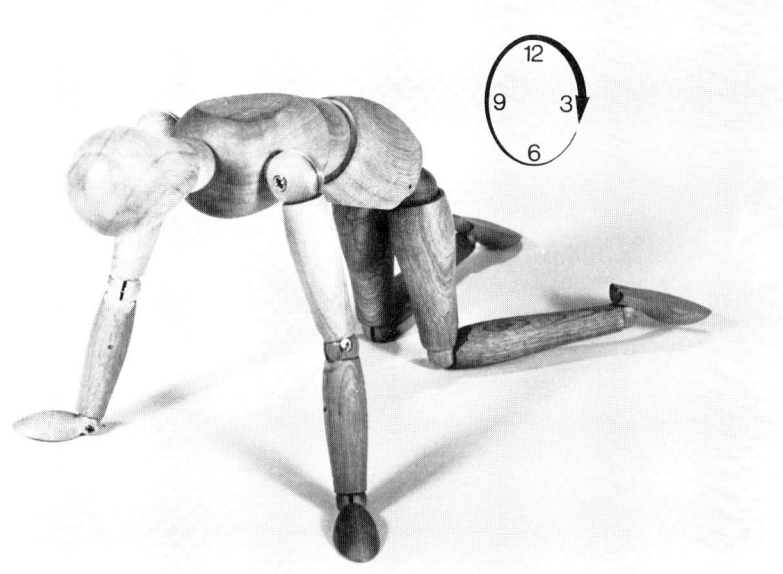

Abb. 19

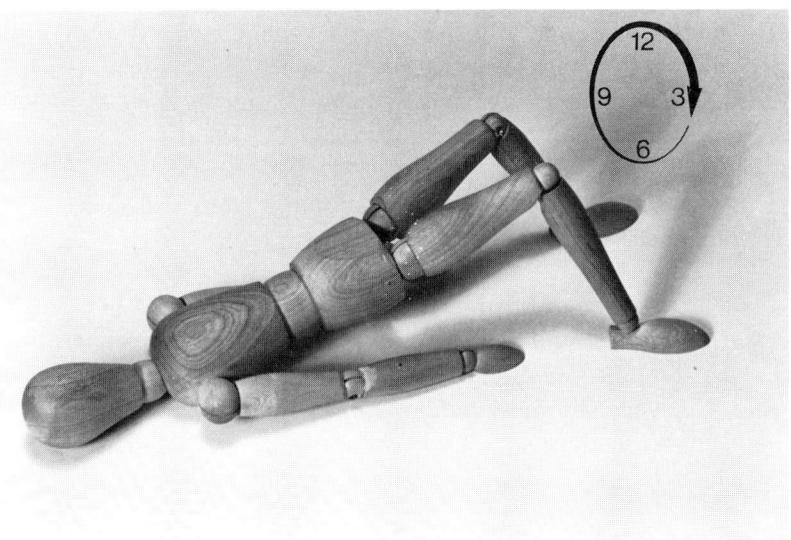

Abb. 20

Dieselbe »Uhr« können wir noch einmal verwenden, da diese Vorstellung die Steuerung der Beweglichkeit kolossal erleichtert. Nun legen Sie sich auf den Rücken, beugen die Knie und setzen die Fußsohlen auf den Boden auf; halten Sie zwischen den Füßen und den Knien etwas Abstand. Heben Sie nun die Hüftpartie vom Boden hoch *(Abb. 20);* das Becken soll bewegt werden. Hüftgelenk und Lendenwirbelsäule machen automatisch mit, wenn Sie bloß an einen festen Punkt denken. Wir wählen dafür die Mitte des Beckenknochens – nämlich das Schambein.

Wenn Sie sich das Zifferblatt wieder vorstellen, können Sie mit dem Schambein einige Male auf und ab »zeichnen« – von der halben Stunde zur vollen. Danach von 3/4, wobei das linke Bein die größere Belastung trägt, hinüber zu 1/4 nach, wobei das rechte Bein am meisten belastet wird.

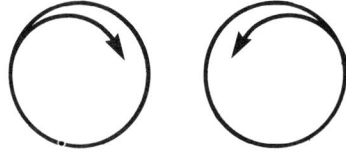

Danach kommt die »Rundreise«, zuerst wieder *im* Uhrzeigersinn, dann *entgegengesetzt.* Der Beckenknochen zeichnet einen schönen Kreis, dies ist eine ganz ausgezeichnete Übung für die Gelenke. Obendrein dient sie dem Kreislauf wie auch der Verdauung.

Weil wir gerade bei der Vorstellung vom Zifferblatt sind, will ich Ihnen noch eine gute Übung empfehlen.

Sie liegen auf dem Rücken, mit gebeugten, etwas voneinander entfernten Knien und den Fußsohlen flach auf dem Boden. Nun stellen Sie sich vor, daß Sie mit der Hüftpartie direkt auf dem Zifferblatt liegen *(Abb. 21),* wobei die volle Stunde an der Lende und die halbe Stunde am Steißbein zu denken ist. Der Beckenknochen ist auf seiner Rückseite leicht gekrümmt, so daß man sich gut damit wiegen kann – und nun liegen und wiegen Sie von der vollen zur halben Stunde und fühlen mit, wie die Lende sich dabei abwechselnd ganz sanft beugt und durchbiegt. Es sind die Beine, die die Bewegung ausrichten, darum sollen Sie im

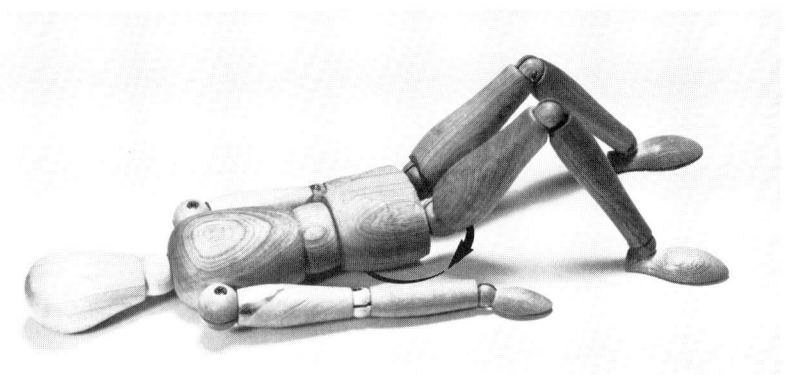

Abb. 21

Oberkörper ganz locker sein, damit kein Widerstand gegen das Wiegen aufkommt. Auch der Nacken schaukelt mit, so daß das Kinn wippt. Stellen Sie die Füße etwas weiter voneinander, und dann schaukeln Sie mühelos von der einen Seite zur anderen (von ¾ zu ¼ nach). Währenddessen dreht sich die Wirbelsäule, wenn Sie den Oberkörper ganz locker halten. Halten Sie an der Vorstellung vom Zifferblatt mit allen seinen Ziffern fest und bewegen Sie sich den ganzen Weg rund herum. Das Becken hat ja diese krumme Form, so daß es für diese rollende Bewegung gut geeignet ist.

Sie müssen nur eine Bewegung *wünschen,* dann richtet das Nervensystem schon selbst die Steuerung aus, so daß Sie einer Bewegungshemmung entgehen. Eine genauere Erklärung dafür werden Sie dann auf Seite 58 finden. Sie bekommen sie nicht gleich zu Beginn, weil ich gerne möchte, daß Sie zuerst praktisch einige Erfahrungen und Bewegungserlebnisse sammeln, um dann die Theorie besser bewerten zu können.

Die erwähnten Übungen sind *nicht* als Einübung in die Technik des Geschlechtsaktes gemeint, da ich sehr wohl weiß, daß die eigentlichen sexuellen Bewegungen automatisch ablaufen – also ohne daß die Frau bewußt mitwirkt.

Diese Übungen sind ausschließlich als rein physische Bearbeitung der Körpermitte gemeint und zielen auf bessere Beweglichkeit und Koordination, indem ich von der Vermutung ausgehe, daß die Funktion dann in einer gegebenen Situation besser wirksam wird. Ich glaube nämlich, daß man sich auf einem Weg, den man im voraus gebahnt hat, auch leichter unbewußt bewegt.

Das Verfahren entspricht den unbewußten »Vorbereitungen« zu den späteren Gehbewegungen, die ein Säugling durch Bewegung der Hüftgelenke in alle Richtungen macht. Der Unterschied ist bloß, daß diese unbewußten Bewegungen beim Kind mit ungeschädigtem Bewegungsapparat als Glieder in einer Entwicklung programmiert sind, während es beim Erwachsenen, wenn der Bewegungsapparat aufgrund von Funktionsfehlern defekt ist, es ein *willentliches* von-vorne-Anfangen ist, um die Möglichkeiten wiederherzustellen.

Zum Schluß sei nochmals gesagt, daß dieses Buch für normale, gesunde Menschen, denen es aber noch besser gehen könnte, geschrieben ist. Wo es sich um Sexualneurosen und schwere Blockierungen handelt, muß ein Spezialist aufgesucht werden.

Entspannung

Genauso wie es Frauen mit zu schlaffen und schwachen Beckenbodenmuskeln gibt, gibt es auch Frauen, die das entgegengesetzte Problem haben: die Muskulatur ist zu angespannt, d. h., es besteht ein dauernder Spannungszustand. Dafür können verschiedene Ursachen vorliegen – teils psychische und teils physische. Es besteht also nicht nur ein Bedarf an Unterweisung, die Training zum Ziel hat, sondern auch für das Entgegengesetzte: Herabsetzung der Angespanntheit.

Es gilt, Körpergefühl und eine natürliche Balance zu erreichen. Wünschenswert ist eine gesunde Muskulatur, die die nötige Kraft aufbringt, aber auch völlig entspannen kann; mit anderen Worten: eine Muskulatur, die wir in unserer Gewalt haben.

Vaginismus ist ein Beispiel für einen Spannungszustand, der *psychisch* verursacht sein kann. Es ist ein krampfartiger Zustand der Muskeln, die die Scheide umgeben, die Ursache ist meist Angst. Vaginismus verhindert ein normales Sexualleben. Die Behandlung muß aus einer Kombination psychischer und physischer Maßnahmen bestehen, d. h. Abbau der Angst, Entspannungsübungen und Muskeltraining.

Es gibt aber auch *physische* Ursachen für Angespanntheit des Scheidenmuskels, z. B. eine Infektion, die Irritation hervorbringt, auf die man dann mit Spannung reagiert, oder eine Unterleibsentzündung, bei der man die starken Schmerzen unbewußt durch eine Strammung des Beckenbodens abzuwehren versucht. Es versteht sich, daß nicht nur die Infektion behandelt, sondern gleichzeitig auch Instruktion in Entspannung gegeben werden muß.

Eine ungünstige Position beim Sitzen kann ebenfalls an andauernder Spannung in den Muskeln des Beckenbodens mitschuldig sein. Wenn Sie mit fest zusammengepreßten Beinen sitzen, verringern Sie die Durchblutung. Oder wenn Sie beständig mit übergeschlagenen Beinen sitzen und dadurch sowohl den Kreislauf behindern wie eine Schiefstellung des Beckens bewirken, kann auch dies einen Spannungszustand hervorrufen. Wenn Sie obendrein noch nervös sind – also allgemein angespannt –, werden die physischen Ursachen noch von psychischen verstärkt.

≡ Entspannungsbewußtsein und Übungen

Wir können ganz bewußt anspannen und entspannen, und was man bewußt tun kann, kann man verfeinern. Wir haben die Fähigkeit, Muskelimpulse der entsprechenden Stärke präzise an die Stelle, wo für sie Bedarf ist, auszusenden; und diese Fähigkeit können wir üben. Genauso haben wir die Fähigkeit, Impulse zur Beendigung von Spannung auszusenden, sogenannte hemmende Impulse. Auch dies kann geübt werden.

Das Körpergefühl bewußt zu machen, ist eines der Ziele beim Entspannungsunterricht. Dies kann dazu führen, daß man sich selbst auf eine neue Art erkennt: mit seinen Hemmungen und Möglichkeiten.

Es geht darum, das Gefühl für den Spannungsgrad der Muskeln zu entwickeln und dabei gefühlsmäßige Erfahrungen zu sammeln. Bei abwechselndem Spannen und Entspannen eines Muskels erlebt man die Kontrastwirkung. Allmählich lassen sich auch verschiedene Spannungsgrade deutlich unterscheiden: ob man viel, wenig oder gar nicht spannt.

Wenn es sich um die Muskeln des Armes handelt, ist das Erkennen des Spannungsgrades wesentlich leichter als bei den Muskeln des Beckenbodens. Bezüglich des Armes haben wir eine ganz andere Erfahrungsgrundlage – und den Arm können wir auch *sehen*. *Ballen* Sie die Faust – *beugen* Sie den Ellbogen – *spannen* Sie den ganzen Arm. Spannen Sie ihn weniger – noch weniger – noch ein bißchen weniger – und lassen Sie ihn dann ganz schlaff herabfallen.

Das war ja leicht genug! Aber nun geht es darum, dieses Verfahren für den Beckenboden zu »übersetzen«, denn mit diesen Muskeln müssen wir erst lernen, Erfahrungen zu machen.

Ich schlage vor, daß Sie sich auf den Rücken legen. Sehen Sie sich *Abbildung 22* an. Stemmen Sie Füße, Arme und Nacken auf den Boden, und heben Sie die ganze Mittelpartie in die Höhe. Auf diese Weise kommt das Herz tiefer als die Bauchhöhle zu liegen, was den Kreislauf erleichtert. Sie entlasten auch den Beckenboden, weil die inneren Organe zurückrutschen; alles in allem eine günstige Stellung für Venenpumpenübungen.

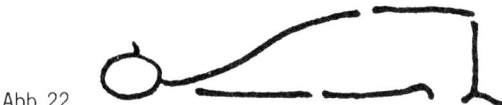

Abb. 22

Nun rütteln Sie den Körper von der einen zur anderen Seite, dann »hüpfen« Sie mit der ganzen Mittelpartie auf und ab. Tun Sie dies solange wie möglich.

Danach legen Sie sich wieder auf den Rücken, schieben die geballten Fäuste unter sich *(Abb. 23)*, und radeln, schütteln die Beine, kreisen mit den Fußknöcheln, lassen sich alle möglichen Bewegungen einfallen, während die Beine über Herzhöhe sind.

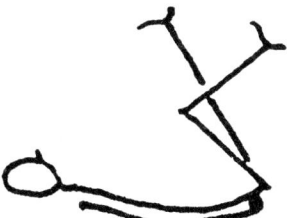

Abb. 23

Nun sind Sie vorbereitet, sich mit den Muskeln des Beckenbodens zu beschäftigen, denn, wenn sich der innere Druck gegen den Beckenboden verringert, ist es erfahrungsgemäß leichter, Impulse zu diesem Gebiet zu senden. (In »Harninkontinenz ist überwindbar« können Sie ausführlicher über den Druck im Becken und die Venenpumpe lesen.)

Sie sollen so bequem wie möglich liegen. Vielleicht brauchen Sie eine kleine Schlummerrolle im Nacken – jedenfalls sollten Sie ein dickes Kissen unter den Knien haben, damit die Lende entlastet wird. Lassen Sie die Knie schlaff nach auswärts fallen *(Abb. 24)*.

Abb. 24

Versuchen Sie sich ganz der Schwere anheimzugeben – und atmen Sie *tief* aus. Nichts darf Sie beengen, weder äußerlich noch innerlich.

Achten Sie darauf, ob Sie ihren Beckenboden spüren können – ob Sie ihn lockerlassen können. Sie sollen sich offen und leer fühlen, so, als ließen Sie sich selbst ganz los. Angespannten Menschen fällt es weit schwerer loszulassen, als festzuhalten. Es sind unbekannte – oder besser gesagt *vergessene* Gefühle, die bewußt gemacht werden sollen. Um den Kontrast zur Erschlaffung zu erkennen, spannen Sie zuerst die Muskeln bewußt, und entspannen Sie dann auf genau dieselbe Art wie vorhin mit dem Arm – so daß Sie nach und nach mit dem Unterschied ganz vertraut werden.

Wenn es Ihnen schwerfällt, alle Spannungen zu lockern, können Sie versuchen, ob es eventuell leichter geht, wenn Sie auf dem Bauch liegen. Auch dabei müssen Sie sich mit Kissen und Schlummerrollen einrichten, so daß Sie gut liegen *(Abb. 25)*. Mit gut meine ich eine Stellung, worin Sie sich selbst ganz loslassen können.

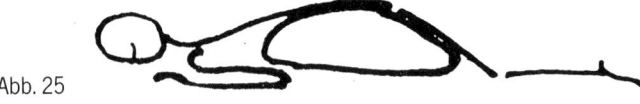

Abb. 25

Spannen Sie zuerst – und atmen Sie *tief* aus, wenn Sie entspannen. Es hilft, wenn Sie dies *hören* können, denn dadurch erleben Sie die Entspannung deutlicher. In dieser Situation ist es gut, allein zu sein, damit man ohne Hemmungen auch leise stöhnen kann. Seufzen löst

Schultern und Brustpartie, aber ein *Stöhnen* löst das Zwerchfell und gleichzeitig die Muskeln der Lende und des Bauches.

Es wird nützlich für Sie sein, wenn Sie selbst Versuche mit Spannung und Entspannung machen – und Erfahrungen sammeln; aber es wird wohl schneller gehen, wenn man Unterricht nimmt.

Verschweigen

Wenn der Bewegungsapparat zufriedenstellend und der Beckenboden in Ordnung gebracht ist, sollte theoretisch gesehen die Grundlage für ein gutes Geschlechtsleben rein körperlich vorhanden sein.

Wo es gilt, Orgasmus beim Geschlechtsakt zu erzielen, ist die Situation viel schwieriger, als wenn es sich bloß darum dreht, den Beckenboden zu trainieren, um Inkontinenz zu vermeiden. Beim Geschlechtsleben geht es bekanntlich nicht nur um Wissen und Technik, sondern in noch höherem Maße um Gefühlsleben und Reize. War schon das Inkontinenzproblem dem Verschweigen verfallen, so gewiß nicht weniger die sexuellen Probleme – das Wort *Probleme* hervorgehoben.

Mittlerweile ist in den letzten Jahrzehnten eine Menge Aufklärungsliteratur erschienen, und es ist ein großer Vorteil, daß Tabugebiete allmählich entmystifiziert werden. Die ehrlichen Auskünfte über das, was Frauen erleben, wird man in den Sexual-Reporten suchen müssen, z. B. in »The Hite Report« über das sexuelle Eheleben der Frauen, für den 3000 Frauen im Alter von 14 bis 78 einen sehr umfangreichen Fragebogen beantwortet haben und anonym die reine Wahrheit sagen. Das ist mitunter eine harte Lektüre, und man kann sehr deprimiert werden von all diesen Bekundungen über Desillusionierung, Unwissenheit und fehlende sexuelle Freude. Zugleich wirken solche Berichte wie eine Anklage und ein stummer Hilfeschrei. Die Anklage muß gerichtet werden gegen:

- Die, welche zu feige oder befangen waren, einem Kinde offen und ehrlich zu antworten.
- Die, welche als Fachleute einseitige Theorien verfochten (eine halbe Wahrheit = eine halbe Unwahrheit).
- Die, welche schweigen oder logen, um ihren eigenen Mißerfolg zu verbergen.
- Die, welche aus dem Schreiben verlogener Liebesgeschichten Kapital schlugen.
- Die, welche nicht selbst Aufklärung suchten.

Erziehung

Der Beckenboden mit seinen verschiedenen Öffnungen ist eine Stelle, wo sich interessante Vorgänge abspielen.

Dieser Auffassung ist auch jedes kleine Menschenkind, und das Kind wird ganz natürlich, wie ein junges Äffchen, die Erscheinungen genauer erforschen, was ihm natürlich erlaubt sein soll.

Genau in diesem Augenblick kann derjenige Elternteil, der zufällig Zeuge eines solchen Experimentierens wird, den größten Fehler seines Lebens machen, wenn er das von Vorurteilen geleitete Gewohnheitsverbot der vorigen Generation wiederholt. Der Keim vieler Neurosen wird gelegt, wenn die Geschlechtsorgane mit Tabu belegt werden. Es bilden sich falsche Vorstellungen, und es können psychische Abartigkeiten entstehen.

Der Vater oder die Mutter kann jedoch glücklicherweise auch ganz gegensätzlich reagieren und die sichere Gelegenheit beim Schopf fassen, um die Grundlage für eine gesunde geschlechtliche Entwicklung zu schaffen, indem man an der Erforschung teilnimmt und dem Kind erklärt, wozu die verschiedenen Öffnungen da sind. Das wird viele Mißverständnisse später einmal ersparen.

Wenn ich nun im reifen Alter auf die sexuelle Erziehung meiner Kindheit zurückblicke – oder besser gesagt auf das Fehlen einer solchen, so wundert es mich eigentlich, daß sich mein Leben so glücklich gestaltet hat.

Ich kann mich nicht erinnern, einen unbekleideten erwachsenen Menschen gesehen zu haben. Kinder wurden sorgfältig ferngehalten, wenn der Hengst oder Stier zum Decken auf den Hof kam.

Knaben und Mädchen hatte je ihre Badezeit am Strand, und das Umkleiden ging in einem geschlossenen Badehaus vor sich.

Meine Mutter fand keinen Anlaß zu einem Gespräch über das Geschlechtsleben mit ihr, und sie ist auch leicht davongekommen, da ich nicht einmal ahnte, daß es so etwas gab. Woher Kinder kamen, wußte ich nicht, und es interessierte mich auch nicht. Es war eben von der Natur bestimmt, daß Kinder kamen, wo es ein Heim und Eltern gab, mehr wußte ich nicht darüber.

Wenn ich dies über mein wortkarges Elternhaus erzähle, muß aber auch gesagt werden, daß *niemals* ein liebloses Wort zwischen meinen Eltern gefallen ist. Meine Kinderwelt war so, daß ich glaubte, alle Erwachsenen seien fromm und gerecht und bohrten nicht einmal in der Nase. Es versteht sich, daß ich einige Überaschungen erlebt habe. Als ich eine eigene Familie gründete – und sich zufolge der Naturordnung Kinder einstellten, beschloß ich, daß deren Erziehung auf dem sexuellen Gebiet ganz anders als meine eigene sein sollte, so daß sie eine realistischere Beziehung zu ihrer Umwelt gewännen.

Ich dachte, dies ließe sich am einfachsten durch uneingeschränkte Aufrichtigkeit bewerkstelligen. Welche Frage auch immer kommen mochte, ich wollte mich niemals mit dem Satz: »Das verstehst du noch nicht!« retten, sondern ganz einfach die Antwort geben, die ich für richtig hielt, und es den Kindern selbst überlassen, wie weit sie diese verstünden. Je weniger Lebensregeln man gibt, desto einfacher ist es. Alles könnte leichter für die Eltern – und besser für die Kinder – sein, wenn die Eltern immer ehrlich wären und immer die *Wahrheit* sprächen.

Andere Kulturen sind bereits vor Jahrhunderten voraussehender und sorgfältiger als die unsere gewesen, wenn es darum ging, eine junge Frau auf die Ehe vorzubereiten. So durfte z. B. in einem bestimmten afrikanischen Volksstamm kein junges Mädchen heiraten, ehe es mit dem Scheidenmuskel einen kräftigen Druck ausüben konnte. Dies war ein Teil der Heranbildung.

Aus dem indischen »Ananga Ranga« (Liebesspiel), geschrieben im 16. Jahrhundert, zitiert *Alex Comfort:* »Sie muß sich die ganze Zeit bemühen, ihre Yoni (Scheide) zu schließen und zusammenzuschnüren, bis sie den Lingam (männliches Glied) wie mit einem Finger, der willentlich öffnen und schließen kann, umfaßt – und schließlich wie die Hand des go-pala-Mädchens, wenn es die Kuh melkt, tätig ist«.

Dies kann nur durch ausdauernde Übung erlernt werden und besonders, indem man seine Willenskraft an der richtigen Stelle einsetzt ... Ihr Mann wird sie mehr als alle anderen Frauen zu schätzen wissen und sie nicht mit der schönsten Frau aller drei Welten vertauschen wollen. So reizend und wonnevoll für den Mann ist »sie, die klemmen kann«.

In dem berühmten arabischen Lehrbuch der Liebeskunst, »Der duftende Garten«, wird mehrere Male die »Jabeda« der Frau erwähnt, was soviel wie »saugende Bewegung« heißt.

»Die äußerste Wollust hängt von dem einen Umstand ab: Es ist entscheidend, daß die Scheide zu saugen im Stande ist«. »Besonders ihre Jabeda rief meine Bewunderung hervor«. Soweit die Geliebte. Über den Liebhaber steht in »Kaerlighedens ABZ« (Das ABZ der Liebe): »Es verlautet, daß die tüchtigen und erfahrenen Liebhaber sich weit mehr auf die Klitoris als auf die Scheide der Frau konzentrieren«.

Dies ist auch angemessen – weil es Sache der Frau ist, sich auf die Scheide zu konzentrieren.

Die Klitoris ist passiv. Dort ist der Mann imstande »ihr Orgasmus zu *geben*«. Wohingegen die Scheide aktiviert werden kann, weil die sie umgebenden Muskeln handeln können. Das heißt, *die Frau hat die Möglichkeit, den Geschlechtsakt für beide Partner zu verbessern.*

Deshalb bekam der Liebhaber aus »Der duftende Garten« diesen Rat: »Versuche glühend ihre *Jabeda* anzufeuern, dann wird Deine Arbeit gewaltig belohnt werden«.

Einseitigkeit

Viele Jahre hindurch ist eine heftige Debatte über Klitorisorgasmus kontra Vaginalorgasmus geführt worden.

Männer haben geschrieben, daß bei Frauen Orgasmus immer an der Klitoris ausgelöst wird und daß vaginaler Orgasmus nicht existiere, obwohl Frauen darauf bestanden haben, verschiedene Empfindungsqualitäten zu erleben, und daß ein Unterschied zwischen einem an der Klitoris ausgelösten und einem durch Reizwirkung in der Vagina (Scheide) bewirkten Orgasmus bestünde.

Es ist dankenswert, daß zu einer Zeit, wo Aufklärung dringend nötig war, über die Klitoris so viel geschrieben worden ist, und es ist sicher für viele Menschen eine kolossale Hilfe gewesen. Aber wir müssen ja auch weiterkommen, und das Bedauerliche an der einseitigen Fokussierung der Klitoris auf Kosten der Vagina ist, daß es die Frau teilweise in einer passiven Rolle festhält. Es ist auch mangelhafte Aufklärung, weil die aktive Rolle der Frau beim Geschlechtsakt zum Teil übersprungen wird – und diese ist doch ein wesentlicher Faktor.

Georgia und *Benjamin Graber* schreiben in »Woman's Orgasm«: »Es ist eines der Mysterien in der Geschichte der Sexualtherapie, daß die sexuellen Aspekte von *Kegels* Arbeit selbst von so hervorragenden Forschern wie *Kinsey* und *Masters und Johnson* im großen und ganzen übersehen worden sind, obwohl die *Kegel-Übungen* in der ganzen Welt bekannt sind und zur Behandlung von unfreiwilligem Wasserlassen angewendet werden. Wie früher erwähnt, ist der Pubococcygeus-Muskel einer der stützenden Muskeln im Bereich der Scheide und trägt als solcher bei, die Beckenorgane im richtigen Zustand zu erhalten. Leider ist der Pubococcygeus-Muskel bei vielen Frauen in schlechter Verfassung, was zu fehlenden Empfindungen beim Geschlechtsakt führt und jede Möglichkeit bezüglich orgastischer Reaktionen verhindert.«

Für sehr wesentlich halte ich folgendes: Bei Untersuchungen des Pubococcygeus-Muskels, die von *Graber* und *Graber* vorgenommen wurden, hat es sich gezeigt, daß die Frauen, die niemals oder selten

Orgasmus erlebt haben, die schlechteste Muskulatur besaßen. Diejenigen, die lediglich Klitorisorgasmus kannten, hatten eine bessere, wohingegen diejenigen, die Klitoris- wie auch Vaginalorgasmus erlebten, die beste Muskulatur aufwiesen.

Diese Tatsachen sind sicher einer Überlegung wert.

An dieser Stelle möchte ich gerne wiederholen, daß die fehlende Aufmerksamkeit für die Möglichkeiten der Frau vielleicht dem Umstand zuzuschreiben ist, daß man die Geschlechtsorgane des Mannes sehen kann, wohingegen die Frau meist nicht alle ihre Wirkmittel kennt.

Ein Teil der Erklärung ist möglicherweise auch, daß es bisher meist Männer gewesen sind, die an der Debatte über die Empfindungen der Frau teilgenommen haben, und der Glaube an besonderes Fachwissen ist groß, manchmal *zu groß*. Wenn ein Mann mit Autorität immer wieder behauptet – und noch dazu schriftlich –, daß es ausschließlich Klitorisorgasmus gibt, so empfindet man dies als geistigen Machtmißbrauch – und es ist gut, wenn dieses Postulat widerlegt wird.

Die Ärztin *Fatuma Ali* – geboren in Somalia, nun in Dänemark ansässig – schrieb 1981 in der Tageszeitung »Information« einen Artikel mit dem Titel »Orgasmus trotz Beschneidung« (Entfernung der Klitoris), in dem sie über ihr Leben erzählt. Sowohl über ihre gescheiterte Ehe, die sie aus Trotz einging und in der sie für frigid gehalten wurde, als auch über ihr späteres Verhältnis zu einem Mann, mit dem sie einen nahen psychischen Kontakt hatte und sich geborgen fühlte. Ihr Verhältnis zueinander war schon harmonisch, bevor es zum ersten Geschlechtsakt kam, bei dem sie zum ersten Mal in ihrem Leben Orgasmus erlebte. Dies sagt viel über die Bedeutung seelischer Mechanismen aus.

Jede Frau muß selbst entscheiden, wie sie am besten zu sexueller Entfaltung kommt. Sie soll nicht unkritisch an das glauben, was Männer über die Empfindungen der Frau dozieren. Die Frau soll sich selbst vorfühlen und sich nicht auf Theorien verlassen, es sei denn, diese sind in Übereinstimmung mit ihren eigenen Erfahrungen.

Aber sie wird klug daran tun, bewußt an sich selbst zu arbeiten, Auskünfte einzuholen und Erfahrungen zu *machen*.

Wenn eine Frau ihren Scheidenmuskel trainiert, kann sie erleben, wie die vaginale Empfindung den bisher gewohnten Orgasmus bereichert – und nicht nur, was sie selbst betrifft. Wenn der Scheidenmuskel »wachgerufen« und gekräftigt wird und dabei drall, elastisch und aktiv geworden ist, gereicht es *beiden Partnern* zu Nutz und Freuden.

Nicht nur die Frau selbst kann aufgrund der Druckempfindsamkeit ein ihr bis dahin unbekanntes Lustgefühl erleben, sondern auch der Mann, dessen Penis vom rhythmischen Widerstand des Scheidenmuskels gereizt wird, während er sich in der Scheide bewegt.

Natur

Freilebende Tiere führen ein der Natur gemäßes Leben und haben anscheinend keine sexuellen Probleme, aber Tiere sind für das Leben, das sie führen, programmiert. Ihre Handlungen sind von Trieben und Instinkten bestimmt, und deshalb paaren sie sich, wenn der richtige Zeitpunkt dafür gekommen ist; *wenn beim Weibchen die Paarungsbereitschaft fehlt, ist eine Begattung undurchführbar.*

Tiere können sich nicht »verkehrt« bewegen – Fehlfunktionen sind ausgeschlossen.

Man kann nicht damit rechnen, daß der Mensch ein naturgemäßes Leben führt. Wir haben, wie die Tiere, Triebe und Instinkte, aber außerdem auch einen *Willen* und *Gefühle*.

Aufgrund eines hochentwickelten Nervensystems kann der Mensch die sonderbarsten Bewegungsaufgaben lösen – und es ist unser *Segen*, daß wir komplizierte Dinge erlernen können. Im Gegensatz dazu liegt in eben dieser hohen Entwicklung aber auch der *Fluch*, daß wir uns »verkehrt« bewegen können. Der Möglichkeiten zu Fehlfunktionen sind viele, physisch wie auch psychisch. *Sigmund Freud* hat über die Eignung des Menschen zu höherer Kulturentwicklung, aber zugleich über seine Anfälligkeit zu Neurosen geschrieben. Immer wieder stehen wir vor Gegensätzen: Segen – Fluch, Entwicklung – Entartung, Kultur – Unnatur.

Was die physischen Fehlfunktionen betrifft, so sind Bewegungsprobleme in Wirklichkeit meist eine Frage der Koordination, und um Irrtümer zu vermeiden, müssen wir uns hier erst ein wenig mit der Steuerung unseres Bewegungssystems befassen.

Ich denke noch oft an die Worte des Musik- und Gymnastikpädagogen *Heinrich Medau*, bei dem ich in meiner Jugend Bewegungsmusik studierte. Bei der ersten Lektion sagte er zu mir: »Sie denken zu viel – und fühlen zu wenig. Vergessen Sie, was Sie gelernt haben, und fangen Sie von vorne an, die Fühler auszustrecken. *Später* einmal wird Ihnen Ihr Wissen gut anstehen«.

Die Bewegungen des Menschen werden auf verschiedene Weise nervlich gesteuert. Wird ein Befehl vom Gehirn durch die Nerven zur Muskulatur geschickt, kann dieser auf verschiedenen Nervenbahnen verlaufen. Eine Gruppe von Nervenbahnen (die Pyramidenbahnen) findet sich besonders beim Menschen und bei den Menschenaffen, sie vermittelt isolierte *bewußte* neue Bewegungen, bis diese eingelernt sind und somit automatisch verlaufen.

Eine andere Gruppe von Nervenbahnen (die extrapyramidalen) haben wir mit den Tieren gemein. Diese löst zusammengesetzte Bewegungen aus, ein größeres Bewegungsmuster (eine Art Pauschalreise, für die alles festgelegt ist), und ist in hohem Maße der *unbewußten* automatischen Steuerung überlassen. Diese Nervenbahnen sind durch unzählige Generationen hindurch entwickelt worden, die die Bewegungen »abgeschliffen« haben, so daß sie von selbst ablaufen. Diese Bewegungen werden von gefühlsbetonten Vorstellungen, von Handlungen, die man auszuführen wünscht, ausgelöst, oder entspringen spontan einer bestimmten Situation.

Deshalb kann man von willkürlich gesteuerten Bewegungen im *Gegensatz* zu den gefühls-/instinktmäßig gesteuerten sprechen.

Diese Erfahrung war es, die Sie vorhin gemacht haben, als Sie auf dem Fußboden lagen und mit dem Becken schaukelten, während Sie an ein Zifferblatt dachten. Sie machten sich eine Vorstellung von der Bewegung, von deren *Ziel*, und dachten nicht an das, was Sie *machten* – und deshalb war die Durchführung für Sie leicht. Dabei handelte es sich um eine extrapyramidale Steuerung.

Um es kurz zu fassen: Spontane Bewegungen verlaufen unbewußt und werden zweckdienlich gesteuert (der kürzeste Weg zum Ziel – der geringste Kraftaufwand). Die Bewegungen sind programmiert und setzen von selbst ein, wenn die Handlung erwünscht ist. Es ist deshalb unmittelbar einleuchtend, daß wir, je weiter wir uns vom Naturzustand entfernen, in desto größere Schwierigkeiten mit dem Bewegungsapparat geraten.

Deshalb müssen wir uns vorsätzlich dem Naturzustand wieder nähern und auch Gefühle und Spontaneität zu ihrem Recht kommen lassen.

Kultur

Es hat Zeiten gegeben, in denen Erziehung Unterdrückung der menschlichen Natur bedeutete, wo die Natur dressiert werden sollte. Ein solches Verfahren konnte leicht zu Entartung und Unnatur führen. Im Gegensatz zu Unterdrückung steht Kultivierung, was Veredelung bedeutet. Eine Veredelung kann Integrierung von Wissen, Können und Liebe sein – und das Endresultat Kunst.

Es ist verlockend, die eine Kunstart mit der anderen zu vergleichen: Liebeskunst mit Musik.

Die schier hoffnungslos ungeschickten Anfängerversuche beim Geschlechtsakt entsprechen dem, was geschieht, wenn einer, der nicht spielen kann, sich auf einer ungestimmten Geige versucht. Ein plumper Bogen und eine schlaffe und passive Saite können unmöglich Musik hervorbringen. Das gibt ein Fiasko.

Der Körper läßt sich gut mit einem Instrument vergleichen, das bearbeitet und verbessert werden kann, so daß sich die Möglichkeiten erweitern. Genauso, wie das Instrument gestimmt werden muß, muß auch der Mensch in Stimmung gebracht werden, um Vorzügliches leisten zu können.

Gleichgültig, um welche Aufgabe es sich handelt, *Lust* ist die stärkste Triebkraft.

Die Frau muß angeregt werden, um in Stimmung zu kommen und Lust zum Geschlechtsakt zu bekommen, und da der Mensch eine psychosomatische Ganzheit ist, kann die Anregung sowohl auf psychischem als auch auf physischem Wege erfolgen.

Zum Schluß noch ein paar Worte über Anregung – Stimulation. Wie bereits beschrieben, besteht ein natürliches Bedürfnis nach Orgasmus. Er ist die »Lockspeise« der Natur. Das Geschlecht soll sich ja fortpflanzen, und deshalb ist dafür gesorgt, daß wir aus Lust und Drang Paare bilden. Der Drang entspricht der im Organismus angesammelten Spannung, die nach ihrer Auslösung verlangt.

Dieses periodisch wiederkehrende Bedürfnis wirkt schon an sich als physische Stimulation.

Außerdem ist uns ein Bedürfnis nach Kontaktaufnahme und Zärtlichkeit angeboren, und der Wunsch, einem anderen Menschen so innig nahe wie möglich zu sein, kann als psychische Stimulation wirken.

Deshalb handelt Sexualerziehung von mehr als Muskeln und Orgasmus. Man sollte verstehen, daß es sich beim Geschlechtsakt um ein Zusammenwirken von Funktionen, um ein Gesamterlebnis, handelt und daß das Körperliche nicht aus dem organischen Zusammenhang mit den Gefühlen gerissen werden darf.

Die am stärksten wirkende Triebkraft ist gleichzeitig gefühlsmäßige und körperliche Stimulation. Wo zwei glühende Sehnsüchte einander begegnen, entstehen die Liebkosungen spontan. Der Weg ist geebnet – die zärtlichen Berührungen wirken als zusätzliche Verstärkung der Gefühle – und der weitere Handlungsablauf ist gefühlsgesteuert und »kommt von selbst«.

Dem Naturtalent glückt alles, aber auch für diejenigen, die zuviel denken und zuwenig fühlen, ist Hoffnung vorhanden. Mittels ihrer Kenntnisse und ihres Könnens sind sie in der Lage willentlich ihre Natur zu respektieren, so daß die Gefühle zur freien Entfaltung kommen.

Aber dort, wo weder Wissen, Können noch Liebe herrscht, ist der Geschlechtsakt ein Experiment, das von vornherein zum Scheitern verurteilt ist. Wenn es also zum Geschlechtsakt aus Neugier – wegen Druck durch oder Geltenwollen in der Gruppe – oder dergleichen kommt, ist es ein übler Anfang. Deshalb war es die richtige Antwort, die das junge unsichere Mädchen bekam, als es über die Generationen hinweg fragte: »Großmutter – *wann* soll ich mich hingeben?« – und die lebenskluge alte Frau antwortete: »Das kann ich dir genau sagen, mein Mädchen – das sollst du nicht eher, als du es nicht mehr lassen kannst«.

Sachverzeichnis

Affektspannungen 40
Aufklärung 1f, 4, 50, 54

Beckenbewegungen 38
Beckenbodenmuskeln (vgl. Muskulatur des Beckenbodens, vgl. Scheidenmuskel) 1ff, 9ff, 13ff, 18, 22f, 27, 29, 45, 48
Beckenknochen 37f, 42
Beweglichkeit 37, 42, 44
Bewegungen 58
Bewegungen, sexuelle 43
Bewegungsapparat 1, 6, 31f, 44, 50, 58
Bewegungshemmung 43
Bewegungssystem, Steuerung des 57

Damm, operativer Einschnitt am 20
Dehnungen 32, 34f
Diskriminierung 3
Druckempfindsamkeit 56

Empfindungen, sexuelle 14, 54f
Empfindungen, vaginale 14, 16, 54
Entfaltung, sexuelle 55
Entspannung 5ff, 21, 24f, 28, 31, 45ff, 49
Erleben, sexuelles 50
Erziehung 21, 51f, 59

Fehlfunktionen 14, 21, 57
Fortpflanzungsorgane (vgl. Geschlechtsorgane) 31
frigid (vgl. gefühlskalt) 2
Frigidität 14
Funktion, sexuelle, der Beckenbodenmuskulatur 5
Funktion, sexuelle, der Frau 14
Funktion von Muskeln 5

Gebärmutter 9f
Gebärmuttersenkung 30
Gebärmuttervorfall 31
Geburt 5, 19f
Geburtsvorbereitungskurse 1

Gefühle 57f, 60
gefühlskalt (vgl. frigid) 2
Gesäßmuskeln 24f, 27f, 35, 37
Geschlechtlichkeit 3
Geschlechtsakt 1ff, 8, 10, 14, 17, 30ff, 38, 43, 50, 53ff, 59f
Geschlechtsakt, Schmerzen beim 37
Geschlechtsleben 15, 19, 45
Geschlechtsorgane (vgl. Fortpflanzungsorgane) 3, 51, 55
Geschlechtsverkehr 7, 16
Gleichgültigkeit, sexuelle 16
gynäkologische Untersuchung 18

Harnblasenfunktion 13
Harnröhre 1, 9ff, 15
Harnstrahlunterbrechungsmethode 17, 30
Hüftgelenke 31f, 34f, 37f, 42, 44

Inkontinenz (Harninkontinenz) 1, 14ff, 31, 50
intrapelviner Druck 5

Kegel-Perineometer (vgl. Perineometer) 15, 18
Kegel-Übungen (= Perineometer-Übungen) 16, 54
Klimakterium (vgl. Wechseljahre) 5, 10
Klitoris 3, 7, 53f
Kneifübungen 21f, 26, 29ff
Koordination 19, 40, 44, 57
Koordinationsschwierigkeiten 5
Körperbewußtheit 4
Körpergefühl 46
Kräftetraining 25f
Kräftetraining, Prinzip des 20f

Lende 28, 38, 40, 42
Lendenwirbelsäule 32, 38, 42
Liebesglück 2
Lubrikation 10
Lust, Lustgefühl 19, 38, 56, 59

männliches Glied (vgl. Penis) 10, 14
Musculus Pubococcygeus
   (vgl. Pubococcygeus Muskel) 11 f
Muskelbewußtheit 19, 25
Muskelfunktion 2
Muskelgefühl 4
»Muskelmanschette« 3
Muskeln/Muskulatur des Beckenbodens
   (vgl. Beckenbodenmuskeln) 1, 5, 20 ff,
   24 f, 28, 45 f, 48

Nervensystem 6 ff, 43, 57
Nervensystem, vegetatives 6, 8

Onanie (vgl. Selbstbefriedigung) 8
Organmuskulatur 10
Orgasmus 1 ff, 5 ff, 16, 25, 50, 53 ff, 59
Orgasmus, klitorischer, Klitoris 7, 54 f
Orgasmus, vaginaler, Vagina 7, 54 f
Orgasmusproblem 2
Östrogenmangel 10

Penis (vgl. männliches Glied) 3, 17
Perineometer (vgl. Kegel-Perineometer) 18
Probleme, sexuelle 4, 15, 57
Pubococcygeus Muskel (vgl. Musculus
   Pubococcygeus) 12, 14 f, 30, 54

Schambein 9, 11 ff, 23, 42
Schamgefühl 3

Scheide (vgl. Vagina) 7 ff, 12 ff, 24 f, 30, 52 f
Scheidenmuskel (vgl. Beckenbodenmuskeln,
   Pubococcygeus Muskel) 11 ff, 25, 30
Schulgymnastik 21
Selbstbefriedigung (vgl. Onanie) 7
Sexualerziehung 60
Sexualfunktion 13
Sexualität 2
Spannungsgrad 46
Spannungszustand, dauernder 45 f
Steißbein 9, 11
Stimulation 7, 59 f

Tabu 1, 5, 50 f
Trieb, sexueller 6, 57

Unterleibsorgane 9

Vagina (vgl. Scheide) 54
Vaginismus 45
Venenpumpenübungen 5, 47

Wahrnehmung, doppelte 23
Wechseljahre (vgl. Klimakterium) 5, 10
Wirbelsäule 31, 37, 39, 43
Wochenbett 19
Wöchnerin 19